戒糖！

不衰老的減醣健康飲食法

之菡（羅曉） 著

萬里機構

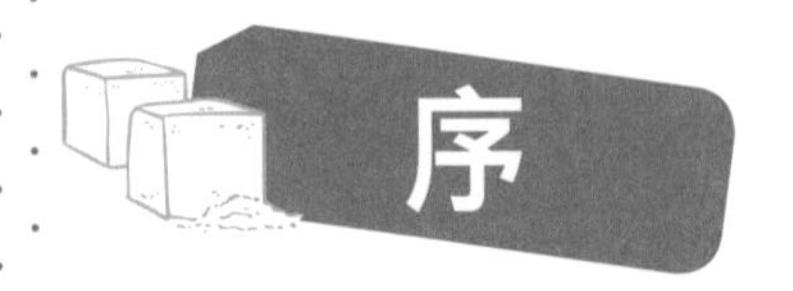

序

戒糖：並不是抗爭，而是回歸

請各讀者注意，這裏的「戒糖」並不是我們字面上理解的意思，這個「戒」不是戒斷的意思，與戒煙、戒酒的「戒」完全不一樣。

這裏的「戒」取「警惕」這個意思，也就是說，要用理性、謹慎的態度對待糖，因為完全戒斷本身就不是一種謹慎的狀態，而是陷入另一種極端。更何況，攝取一些糖並沒有害處，適量吃也沒問題。

我們對糖的熱愛已經持續了數千年，但是在 100 多年前有人開始質疑「自由地吃甜食」或許是一種讓健康失衡的緣由。1857 年《紐約時報》出現了質疑的聲音，只是那時候剛開始席捲的甜蜜風和製糖業的高額利潤並沒有讓這聲音成為主流。

提出這質疑的意義非凡，因為人們幾乎花了好幾代的時間，才逐漸意識到食品工業的發展與身體健康之間的關係。直到顯而易見的體重改變與糖尿病在全球流行，這才引起一些流行病學家的重視。當流行病學家嘗試用簡單且直觀的方法觀察這個世界究竟發生甚麼的時候，他們發現精製糖的銷售量與糖尿病的發生數產生了驚人的聯繫。

難道這意味着吃糖與糖尿病之間存在某種關係？

解讀並非這樣簡單，因為糖的銷售量並不能直接代表糖的攝入量，而糖的攝入量與糖尿病的關係也並非這麼輕易就能被證明。我們能從中獲得的唯一資訊就是——生活方式在發生巨大的改變，人們對糖的需求在急劇上升，同時也不可避免地經歷糖尿病的困擾。

肯定是甚麼東西出了問題，而那正是人們罹患這類慢性病的本源。所有對飲食的瘋狂控制和人為的禁忌都是與自己做鬥爭，這場無休止的鬥爭持續了很多年，卻並沒有逆轉我們超重、糖耐量受損、腰腹脂肪堆積、血脂不可控地上升、血壓莫名其妙升高的趨勢。有時我會感受到隨着時間的流逝，身體不再耐得住生活的挑戰，也不受意識的控制；有時我會將其歸結於人類基因的缺陷。然而只有極少數時候，我會思索：「是不是我們的生活方式失去了平衡？是不是我們開始製造一些身體並不能很好地承受的食物？是不是我們的餐碟被高度改變形態的食物填滿？是不是我們忘記了天然食物帶來的美好與滿足？」與過去相比，真正改變的是物質的充足，我們學會高效率地從自然界提取高度的能量滿足疲於奔命的身軀；儘管我們不再需要為了吃飽而奔波，但我們比以往任何時代更加忙碌和疲憊——物質的豐盛如同潮水，上漲的浪潮反而讓我們不得不築起更高聳的建築保護生存質量。很多人從 40 歲開始就疲於應對高血壓、高尿酸、胰島素分泌異常，甚至癌症——大病的保險幾乎成了老齡化社會的重大開支。

要知道，健康實際上是一種絕大多數人與生俱來的饋贈，而不是我們需要「努力」才能後天獲得的。讓我們的健康每況愈下的是不合理的信念和習慣，而高速發展的食品工業是其中一個巨大的原因，無意識地對加工食品照單全收讓我們成了受害者。

試想一下，如果沒有高度加工食品（如餅乾、糖果），我們能從天然食品中獲取多少糖分？即使是天然糖含量極高的食品——蜂蜜、楓糖漿等，也很難讓我們無緣無故上癮，只有當提純的甜味——蔗糖、果葡糖漿等與各種富含其他味覺感受的刺激聯結一起，我們才會吃下去遠超個人所需的糖量而絲毫不覺得口如火灼的感覺。那抹甜蜜與黑可可的醇厚苦澀交織，讓人欲罷不能的朱古力，至今風靡全球、受人歡迎；又如完美結合了糖與略帶酸味的乳酪的乳酪蛋糕，因乳酪中自然發酵的乳酸中和了糖的甜味，讓酸和甜變得溫和而不易察覺，其中含有 30% 以上的糖不讓人覺得甜膩。這種加工食品「過度完美」的口感麻痺了你的味覺，讓你的身體自願（其實是被迫）接受，甚至依賴這些糖，卻渾然不知。

這就是現代食品工業帶給我們極致味覺享受的副作用，像所有物質的欲望，讓我們失去控制而縱欲傷身的往往不是脆弱的意志力，而是那些推着我們沉溺不可自拔的力量。深度加工食品因為技術而誕生，卻止步於誘惑與金錢，最終招致我們對自我的懷疑和對食品的焦慮與抗拒。

解鈴還須繫鈴人，只有從源頭上明白錯誤的飲食模式和營養失衡都是因為加工食品的錯誤引導，我們才能打從心底裏與自己和解，與食物和解，重新用愛與連接對待食物與營養，最後獲得身心的健康與自在。

目錄

第4章

理性地戒糖，你需要的知識

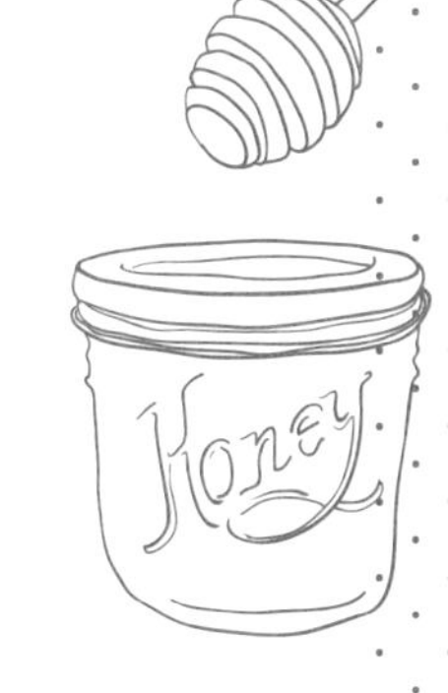

第5章

戒糖第一步：讀懂食品標籤

第 6 章

戒糖第二步：了解血糖生成指數和血糖負荷的意義

第 7 章

戒糖第三步：在家入廚和選擇低 GI 餐

第 8 章

糖真正的錯：高血糖帶來了病痛

第 9 章

所謂戒糖，我們該怎麼做？

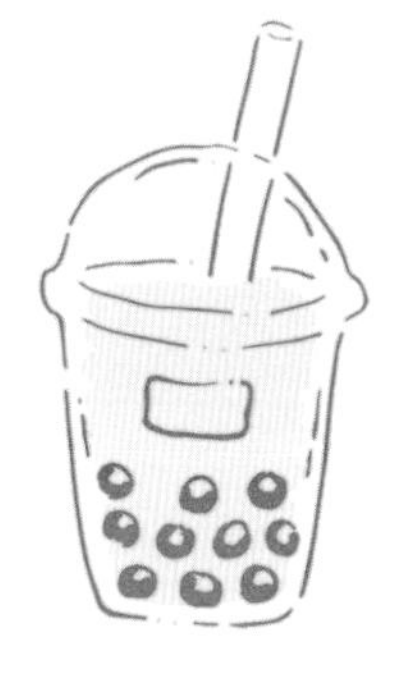

第 10 章

戒糖的另一種方式：輕斷食

「567 飽腹法」：這樣戒糖更符合身體需求

第12章

戒糖，其他鮮為人知的好處

第13章

正念飲食：讓你吃得幸福的科學

終章

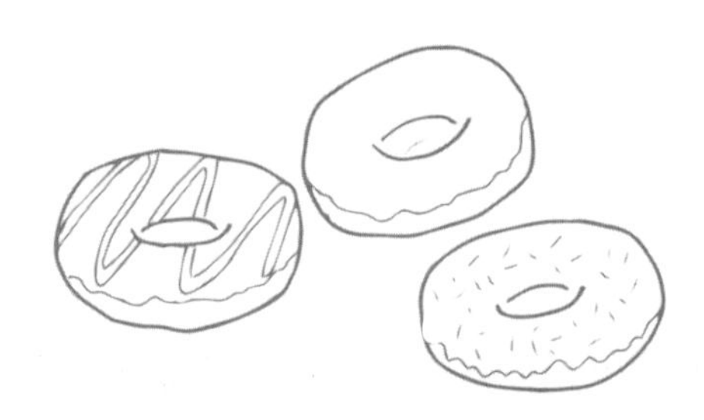

第 1 章

戒糖為甚麼最近才流行起來？

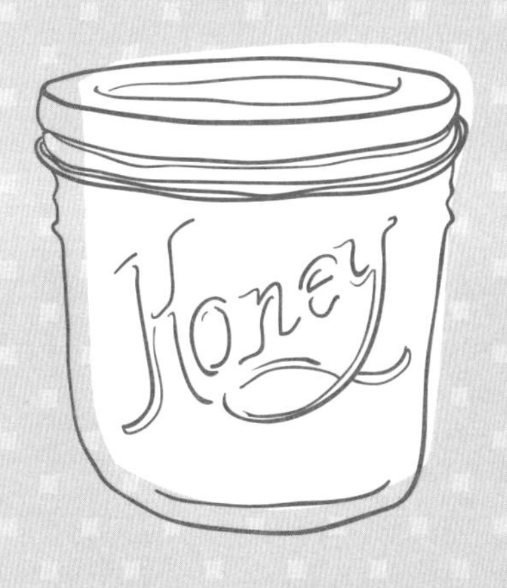

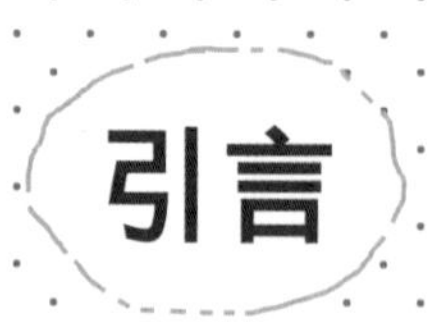

引言

我們攝取食物的過程其實是一場修行，修行的內容就是營養和能量的交換。有些人在修行中傷痕纍纍，他們痛恨食物帶來的肥胖和病痛，卻割捨不了食物的誘惑；有些人在修行中明心見性，懂得飲食有節的道理，無論是粗茶淡飯還是滿漢全席都能吃得有滋有味，身體也並不會因口腹之欲而損耗。「戒糖」是到某種程度才會明白的一種飲食方式，一個讓我們節制的信號，一個讓我們在修行的路上走得更加輕盈的風潮。

而「戒」這個字有多重意思，與很多人覺得戒就是「戒斷」不一樣，本書採用的「戒」的意思是「警惕」。我們在明白糖是種甚麼樣的食物之後，真正要做的其實不是和它劃清界限，勢不兩立，而是提防它卻不完全拒絕它，讓這份甜蜜存在得更合理。

因此對待糖的最佳態度，既不是想吃就吃的開心至上，也不是完全戒斷、與糖為敵，而是保持謹慎的態度，適可而止地吃，既享受現代科技帶來的味覺享受，又順應身體需求，可持續地保持健康狀態。

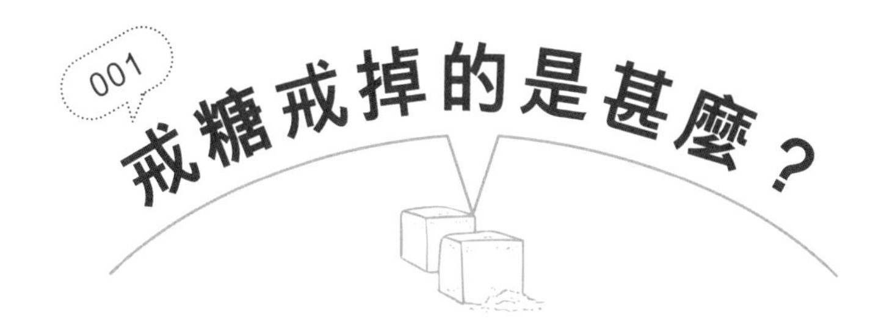

戒糖戒掉的是甚麼？

所謂「戒糖」，就是盡可能減少我們在飲食中攝入的「游離糖」，並且控制飲食中的快速消化碳水化合物型（* 編者按）食物的總量。因此「戒糖」絕不僅僅是把糖戒掉，更不能將其理解成「戒煙」這樣有嚴格規範的行為。與煙不一樣，糖僅僅在過量的情況下才會對身體造成不利影響，這種不利影響也並非由糖直接造成，而是源於飲食的整體不平衡。所以我們要樹立的觀念是：正確地享受糖帶來的樂趣，合理地掌控碳水化合物的攝入和來源。這才是本書提倡的「戒糖」的真正含義——戒掉糖癮，謹慎對待快速消化碳水化合物，而不要丟掉對食物的熱忱及其帶來的享受。

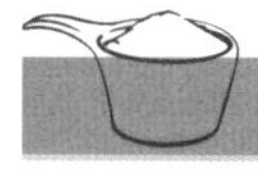

甚麼是「空熱量」？

游離糖指所有人為添加的單糖、雙糖，以及天然存在於蜂蜜、天然糖漿、果汁中富集而「游離」的糖。這部分糖的最大特點是不均勻地分佈在食物中，以至於我們通過吃這種食物而吃下過多的「空熱量」（見下頁圖 1-1、1-2）。

「空熱量」食物的概念很好理解，指除了能夠給我們熱量之外，沒有其他已知的營養益處的食物，而游離糖正符合這一概念。可能有好奇的讀者問：那除了糖還有甚麼是空熱量，油脂是不是呢？過度攝入蛋白質又算不算空熱量呢？

---

* 編者按：
快速消化碳水化合物是指吸收快，快速提高胰島素水平。

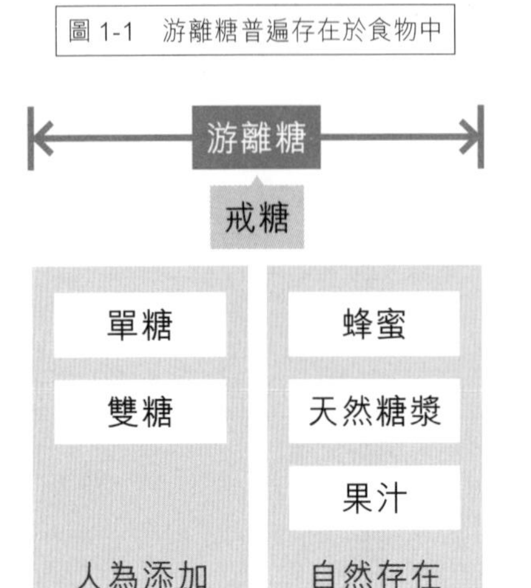

圖 1-1　游離糖普遍存在於食物中

圖 1-2　游離糖之特點

最大特點

不均勻分佈

食物

空熱量過多

要知道空熱量只有在攝入總熱量超標的情況下才有意義。也就是説，對基本熱量攝入不足的人（除了減肥人群）來講，並不存在「空熱量」這麼一説，因為這些熱量是有作用並且有利於整體能量平衡的。如來自糖的熱量可以維持血糖穩定，幫助節約蛋白質，防止肌肉和其他蛋白質流失。想像一下人體燃燒熱量的優先度，如果能燒燃碳水化合物和脂肪，誰也不會沒事靠燒蛋白質來取暖。這就保護了我們肌體重要的結構組成——以蛋白質為主的肌肉，讓身體更加穩健而不至於枯瘦。所以在總體能量不足的情況下，沒有甚麼是空熱量。

而油脂因為發揮着與碳水化合物類似的作用，因此在熱量沒有過量的情況下也不算空熱量。此外，科學認為除了飽和脂肪酸（如牛油）和反式脂肪酸（不完全氫化的植物油）之外，其他的單不飽和脂肪酸（植物油中的油酸）和多不飽和脂肪酸（植物中的亞油酸，魚油中的 DHA（二十二碳六烯酸，俗稱腦黃金）等）都已被證實在人體內有着重要生理功能，因此它們的作用遠不止「燃燒」這麼簡單。目前來説，除了極個別熱量攝入不足（不是吃不飽飯）的人之外，「游離糖」對大多數人而言是一種非常明確的空熱量，因為它的確除了供應能量之外不做任何其他事情。所以糖是每個膳食能量充足的人都需要盡力減少的食物，這也印證了我前面的説法，錯的並不是吃糖本身，而是整體膳食能量過剩，而吃糖又惡化了這一問題。

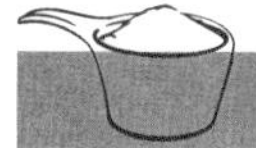

食品工業與慢性病

隨着食物的高效生產，食品工業把食物的熱量不斷富集，如一塊小小的朱古力夾心餅乾的熱量遠比一個天然的番茄高得多，因此食品加工就是我們通過科技人為地製造誘惑口感的過程。而這個過程恰好讓我們在同樣胃口的情況下，多吃了很多「空熱量」——添加糖、油脂、澱粉等。隨着醫學和科技的發展，人類的物質生活越來越好，人均壽命大幅度有所延長，但是隨着壽命的延長，我們發覺越來越多威脅健康的慢性病也隨之而來，這很可能是工業化之後除了環境之外的另一個健康危機。慢性病如同一道黑色的陰影籠罩着一些人的後半生——伴隨基因或生活習慣而來，不容易僅僅通過藥物治癒，只有生活根源的整頓與修正才能減緩慢性病的進程。這就是為甚麼如今西方營養學的主要研究對象是生活習慣與慢性病的關係，科學界逐漸意識到，慢性病確實是一種與生活習慣息息相關的反饋。巧合與運氣都是我們尚未找到原因時的一種暫時的解釋。正如坊間長久流傳的一句俗話：「人一生能吃的食物是有限的，誰先吃完誰先走。」這句話並不嚴謹，因為食物的數量與熱量沒有絕對關係，但是它的邏輯卻很精準地指出，如果我們在生命早期對飲食不加節制的話，就會過早患上慢性病，用後半生的「被迫節制」為之前的揮霍付出慘重的代價。

糖的爆發性生產、消費、食用與糖尿病、心血管疾病的發生幾乎出現於同一時期。儘管建立食用游離糖與這些慢性病發生之間的關係，還需要更多的實驗去證明；但是我們清楚的是，隨着生活習慣被工業化迅速改變，我們吃的東西變得越來越人工化——原本的小麥變成了餅乾、麵條，水果和蔬菜也變成了果汁、薯條、素漢堡這樣能量高度富集的食物，最後的結果就是我們的胃容量雖然沒有顯著變化，但是隨着能量密度升高，我們吃下去額外的包含熱量的脂肪和精製的碳水化合物（包括糖），隨之而來的自然是肥胖和其他代謝障礙。

所以我們要警惕，糖的過度攝入正是源於這種工業化食品的變遷，它迫使我們的飲食習慣發生改變，最後影響了身體在這個環境中的適應力——身體對血糖的調節跟不上飲食對它的衝擊。同理，高血壓、高血脂、高尿酸這類疾病均主要源於生活和飲食對身體的挑戰超過了它能適應的極限。而糖作為一個不那麼自然的存在，它並不高度富集於常見的水果和穀物中。目前人工培育出最甜的水果——冬棗，也只有 45% 的含糖量，而且並不是一種日常被大量消耗的水果；而各種各樣的穀物雖然澱粉含量可以高達 75%，但是它們被麩皮或者穀糠包裹着，粗糙的表皮和食用的口感其實對胃口和消化都是極大的限制因素。米糠和粗穀物很難一碗接着一碗吃下肚，所以過去的人類並不會輕易吞下大量的澱粉；同理，動物身體的糖以糖原形式存在，也基本會在屠宰後的存放過程中消失殆盡。因此，天然未經高度加工的食品不會給我們帶來攝入過量糖的問題。

而反觀如今工業化後的飲食，早餐中最常見的麵包、麵條、饅頭、花卷、白粥都是由脫糠又精細打磨過的穀物粉末製成。午餐與晚餐中作為主食的意粉、白米飯的精製程度同樣不能讓人寬心。除此之外，零食更是富含糖和澱粉的大戶。甜甜的乳酪蛋糕、疏乎厘等「網紅」美食備受歡迎，朱古力從來都是零食的寵兒，雪糕、雞蛋仔是糖與牛奶的完美融合，還有經常被忽視卻危害極大的含糖飲料（汽水、加糖奶茶、甜的果汁等），以及貌似不加糖卻依然與糖密不可分的天然果汁，這些都是健康的威脅。然而糖與快速消化澱粉在過去很長一段時間裏並沒有被科學界發覺，也沒有被推上公共衛生問題的舞台。

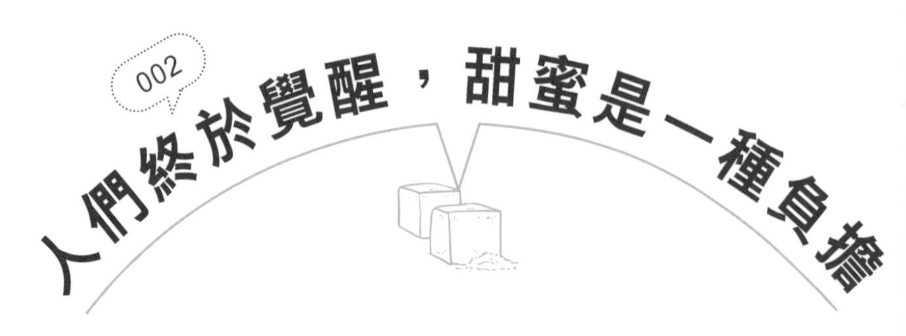

這就要從美國糖業和科學界的一段並不太光彩的故事説起。2016 年，加州大學舊金山分校健康政策研究院的幾位科研人員聯合發表了一篇論文，講述 20 世紀 60 年代曾經有針對脂肪（尤其是膽固醇）與冠心病相關性的研究。而由美國糖研究機構（後改名為美國糖業協會）贊助的第一篇論文於 1965 年發佈在著名醫學學術期刊《新英格蘭醫學雜誌》上，該論文強調脂肪和膽固醇與冠心病的密切相關性，同時還刻意削弱了食用蔗糖也是風險因素這事實。更加不合理的是，美國糖業協會贊助的這些流行病學研究在該論文發佈的時候，沒有聲明其贊助機構，企圖表明研究的中立性，掩人耳目。學者們還發現在 20 世紀 60 至 70 年代，美國糖業協會成功地利用這一系列流行病學研究結果把冠心病的危險因數引到膳食脂肪和膽固醇，而大大減弱了學界、業界以及民眾關於食用糖的健康疑慮。

這個導向在學術上尚能「混淆視聽」，因為流行病學是一門研究暴露因素（如吃糖或吃脂肪）與健康結果（冠心病等）的相關性的學科，極少能直接推出因果性。而我們都知道，疾病的發生必然是多因素共同作用的結果，極少有單獨的因素能推動疾病發生（除去炭疽桿菌與炭疽熱這種具有直接相關性的感染類疾病）；就連愛滋病病毒是否會感染宿主都取決於宿主本身的免疫力等諸多因素。絕大多數疾病（尤其是慢性病），都是基因、環境、生活因素和身體特異性多重因素綜合作用的結果。所以在各種流行病實驗中，其實只能對某幾種因素進行相關性研究。倘若這種研究在啟動階段就已經被資本控制了，那麼可想而知，它在研究方向和解讀數據的環節會多麼具有導向性。儘管 20 世紀 60 至 70 年代這些流行病研究實驗的設計並沒有大漏洞，數據分析也是嚴格按照統計學的方法進行；但是由於不公正的輿論導向，科研人員很可能故意不把「膳食糖攝入」視作一個獨立風險，又或者不着重把這個風險放在實驗結論中，反而刻意把「膳食脂肪和膽固醇」作為風險因素大大渲染。而很少深入探究流行病學研究的媒體和群眾，非常容易把這類結論直接理解成「吃膽固醇導致冠心病」。而這個結論恰好在生理學上解釋得到——冠心病與動脈粥樣硬化和血栓有密切的關係，而這種血栓斑塊大多是由膽固醇構成的，同時冠心病病人也與高血脂人群高度重合，這下彷彿一切都說得通了。

這也就是為甚麼在國外，一度出現宣傳大眾吃低脂高糖食品的風氣。幾乎沒有脂肪但非常甜的乳酪，號稱「低脂」的各種餅乾、烘焙食品、膨化食品，以及把動物脂肪（含有膽固醇）換成植物脂肪，部分甚至含有氫化植物油的加工食品大量佔據超市的貨架。在很多西方國家的食品工業中，「低脂」至今都是一個重要的賣點。

其實早在 1972 年，來自英國的生理學家和營養學家約翰·尤德金出版了第一本關於「食用糖與健康」的科學著作《糖——純淨、潔白而致命》。這本書名非常驚人的書籍一出版就引起了長期樂於吃糖的公眾以及美國糖業的強烈不安。他是第一位把

「吃糖」這種愉悦的過程與「致命」和「有毒」這種負面體驗相關聯的作者，這本書的主題非常反常理。也正是在此之後，「糖」和「脂肪」在科學界和民間展開了一場長達近半個世紀的鬥爭。至今這個爭議還沒有完全消失，隨着更多的科學研究結果出爐，大家對結果的解讀比過往更加審慎了，所以越來越多關於「戒糖」的聲音也出來了。只是有的主張因為過於極端，陷入了過度「恐怕碳水化合物」的飲食陷阱中。

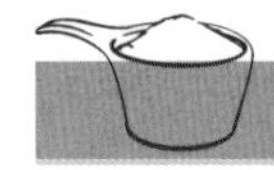

「游離糖」攝入量的醒悟

直到 2015 年，號稱「營養膳食界風向標」之一的《美國膳食指南》把對膽固醇的限制去除，同時世界上大多數膳食指南都加上了「減少攝入游離糖」的限制。這源於同年世界衞生組織發佈的一份關於吃糖與健康的綜合報告。這份報告表明，把游離糖限制在總能量攝取的 10% 以內是合理的，而進一步降低到 5% 是更加理想的程度。10% 的能量對於成年男性來説大約是每天 50 克的游離糖，而對於女性來説大約是 40 克的量。這個量是多少呢？中國人常用的橢圓形金屬匙滿滿一匙大約是 10 克，而咖啡店裏常見的方形紙包白砂糖每包是 5 克，可見 40-50 克並不多；而想把游離糖降到攝入能量的 5% 以內，那就只有 25 克和 20 克。

當然，上述這一舉動並不是説來自食物的膽固醇（食源性）對心血管疾病沒有任何影響，而是説因為對食源性膽固醇與體內最終膽固醇的量的相關性研究並不統一，目前無法推出攝入膽固醇造成疾病風險增加這個結論。所以秉承着對民眾負責的態度，取消對膽固醇的限制是一個嚴謹但不能過度解讀的決策。我們可以從中解讀的就是，吃下去的脂肪和膽固醇並不是心血管疾病的最大誘因，甚至不能說是最重要的風險因素，因此沒有必要「談脂肪色變」，但是任何食物都不過量進食依舊是本能且符合健康需求的做法。世界衛生組織和各國膳食指南開始對游離糖進行限制也是一個認知的里程碑，人們開始意識到這種「甜蜜」容易成為一種身體負擔。自此，經歷了長久戰鬥的「糖脂之爭」以對「游離糖」的全面設限暫告一個段落，世界開始進入「戒糖」大潮。本書將從科學、人的理性與感性以及實踐三個角度告訴你如何面對「戒糖」時代紛亂的科學健康資訊，如何把知識合理運用在自己身上，制訂一個愉悅而健康的飲食計劃。

「飲食有節」是老祖宗的智慧結晶，也是人類的本能，無論膳食指南怎麼改，科學研究結果怎麼變化和解讀，這一點是從來沒有被挑戰過的。所以本書的基本宗旨也是「有節制而自在的健康飲食」。

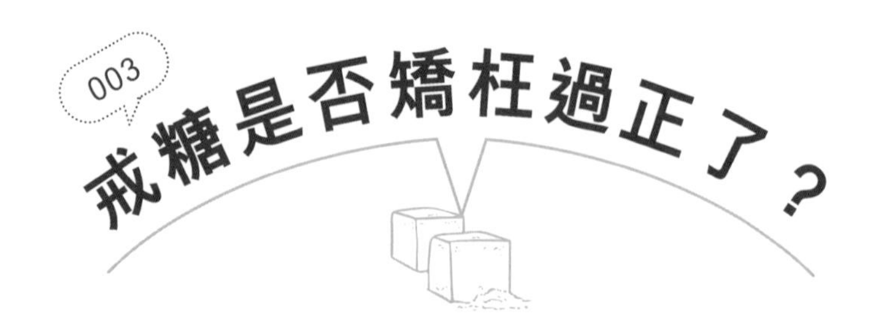

003 戒糖是否矯枉過正了？

碳水化合物是我們身體必需的營養素之一，這是我們從小就被教育要知道的「常識」，也確實是經驗性與實驗性理論統一的結論。但是我們同時需要明白另一個事實，需要糖不代表一定要吃糖，因為身體裏通用的能量形式，並不是只能從食物中的糖和碳水化合物中獲得。那「戒糖」究竟是不是必需，又會不會是矯枉過正，甚至我們有可能因此而缺乏碳水化合物以至於飲食不均衡嗎？我們需要從經驗和科學兩方面來衡量。

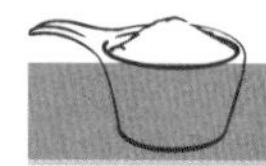

碳水化合物來源廣泛

無論是西方的營養流行病學還是東方的古老智慧都告訴你：戒糖並不會造成營養不均衡，因為我們身體需要的是碳水化合物而不是精製澱粉，更不是游離糖。碳水化合物是一大類物質，它遠遠比你腦中浮現的饅頭、麵包、甜甜圈多得多。可以說，絕大多數天然的複合型食物中都含有一定量的碳水化合物，比如一朵中等大小的西蘭花含有大約 10 克碳水化合物；100 克乾腰果含有約 41.6 克碳水化合物；每 100 毫升牛奶含有約 5 克碳水化合物——乳糖；動物肉也含有少量的碳水化合物——糖原。是不是感覺這些食物幾乎跟「糖和碳水化合物」毫無關係？但是它們實際上都可以給我們的身體供應一定量的碳水化合物。所以只要我們的膳食組成足夠豐富，而且盡可能選擇新鮮而完整的食物，那麼我們即使戒掉了游離糖和快速消化的澱粉，也絕不存在缺乏碳水化合物的風險。希望讀者能樹立一個科學的觀念——碳水化合物不是只來源於糖和主食的。

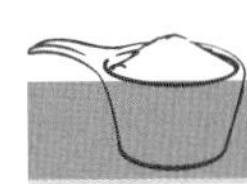

減少人工製造的「添加糖」、「精製穀物」

我們熱愛的那一抹甜，最初也源於甘蔗複合的甘甜、西瓜的清甜、橙子裏略帶酸與澀的一縷甜味，從來都不是白花花的糖帶來並不自然的甜味。而「口如火灼的感覺甜」是用來形容那種不自然且富集的甜味的比如蜂蜜、糖漿、果汁和各種甜品。你很少會覺得自然界中有甚麼食物是「口如火灼的感覺甜」，要是有，也多半源於人工物種改良後的植物果實，如超甜的西瓜和荔枝。

因此我在開篇就説明了「戒糖」的「戒」是一種謹慎的態度，而不是戒斷這種行為。而在此我也想説明，要盡可能減少飲食中人工製造的「添加糖」和濃縮而富集的糖漿、果汁，二者並稱為「游離糖」；限制「精製穀物」以及「澱粉」這兩種生活中常見的快速消化碳水化合物豐富的食物，而不是戒掉所有甜食、主食甚至碳水化合物。如果你很喜歡吃富含碳水化合物的食物，你完全可以在戒「游離糖」的情況下讓碳水化合物佔總食物熱量的 50%-60%。我會在稍後章節專門給出食物標籤和具體食譜，並教你如何在戒糖的同時保證攝入充足且優質的碳水化合物。

所以本書倡導的戒糖不等於戒斷甜食，也不等於戒斷精製穀物，更不等於戒斷碳水化合物，而是對游離糖和澱粉保持謹慎的態度。它是一種更順應當下的健康趨勢，更加合理的飲食觀。

即使你戒掉了上述所說的游離糖、精製穀物和澱粉，你依然可以從水果和蔬菜中吃到讓你備感甜蜜的天然糖和讓你更健康的多糖，以及牛奶中並不太甜卻也能帶來碳水化合物的乳糖。告別了精製穀物和澱粉，也僅僅意味着你不再吃小麥粉和大米製品，以及藕粉、綠豆粉這類精製的加工食物。但你依然可以開心地享用一碗雜豆紅米飯，又或吃用紅棗蓉做的「甜藕」這種自然調味的甜品。只要你足夠重視，並用心獲取相關知識，你一定能在自然的食物中找到完美的替代品，久而久之就可以達到自然地脫離不自然甜味的自在狀態。即使你一開始在實行「減糖」的時候不能做到完全替代或對這種「替換」有疑慮，但只要你能控制對人造糖類物質的攝入，並且決定打破精神和身體對「富集甜味」的雙重依賴，你也就成功了一半。

只有想對了，你才能做得對。

第 2 章

時下明星圈流行的「戒糖飲食」可靠嗎？

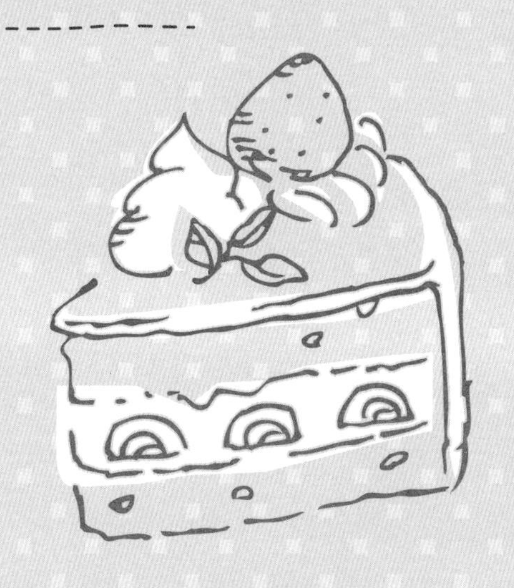

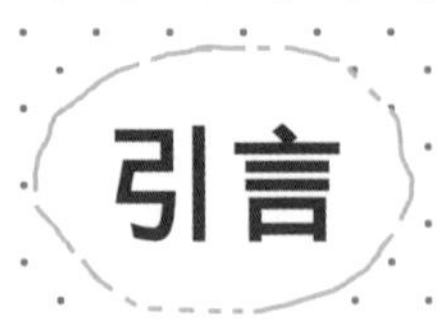

引言

無論在時尚還是生活領域上，明星總能掀起一個個讓大眾跟風的浪潮，這就是所謂的公眾人物的示範效應。誰讓他們總是以好看而體面的那一面示人呢？然而我們也需要冷靜下來想想，他們的職業如此光鮮而且要求嚴苛，因此他們才需要用異於常人的方式去控制某些事情，如體重、飲食（包括我們說的「戒糖」）。所以有的時候，明星的生活確有勵志的一面，但是不懂知識就盲目跟風追隨，往往會落得既沒達到效果，還傷了身體或心情的下場。所以，「戒糖」只不過是一個標籤，而標籤背後的核心，其實是對血糖和身體更深的覺察。

004

明星戒糖戒律，只做對了一半

戒糖、斷糖、限糖大概是近兩年比較熱門的飲食話題了，這與日益惡化的全球大流行的高肥胖率、心血管疾病以及 II 型糖尿病有着密切的關係。隨着 2016 年那篇揭發 20 世紀 60 年代美國糖業協會不合理干預科學言論的文章的發佈，各國的膳食指南紛紛跟隨世界衞生組織進行修訂，把對游離糖和含有高糖分的食物的限制作為推薦內容。於是中國科普文章的基調都開始從限制高脂肪、高膽固醇變成限制糖。其中對血糖和皮膚關係的闡述就擊中了明星的共同痛點——害怕皮膚老化和身材走樣，所以在明星和「網紅」圈子中逐漸刮起「戒糖保養」風。同時商家也看到了巨大商機，於是各路「抗糖保健品」應運而生。膳食指南的修訂加上營養從業者的大力科普，以及明星網紅深入人心的示範效應，都讓這陣風吹得更加強勁。那麼明星的戒糖食譜究竟可靠嗎？「抗糖丸」對健康有幫助嗎？在這裏我會用科學的方法進行分析。

明星的「戒糖」戒律

除了自身的才藝外，明星最要緊的大概就是顏值和身材了，所以與「戒糖」的關係較為緊密。於是非常多演藝圈的顏值擔當和網紅，成為「戒糖」大軍裏最積極的榜樣。下面我來分析一下某位明星的「戒糖戒律」：

1 不喝有糖的飲料（奶茶、罐裝飲料）；
2 不吃甜點（蛋糕、甜甜圈、馬卡龍、雪糕統統不能吃）；
3 少吃特別甜的水果和乳酪。

這裏的原則簡潔明瞭，都是戒掉或者嚴格限制某類食物。第一條把所有「含有游離糖的液體食物」從膳食中劃掉。這個思路看似簡單粗暴，但非常有道理。雖說「戒糖」也是目前科學界的一個熱點話題，但是科學證據中最確鑿的就是喝含有游離糖的飲料與蛀牙、肥胖以及慢性病之間的關係。我在後面會具體講到為甚麼液體中的游離糖會比以固體形式吃下去的游離糖更加有害。

第二條進一步把明顯含有游離糖的甜點戒掉。這也是一個值得借鑑並且有理有據的原則，畢竟這些甜點的確是游離糖來源最多的固體食物。不過，我們在執行這一條的時候需要注意兩點。第一點，戒掉甜點不代表總碳水化合物減少，也不代表血糖反應因此降低，更不代表總熱量攝入減少；所以它能代表的只有「我不吃甜品」而已，飲食中其他營養的均衡程度才能決定你的健康表現。第二點，不是所有的奶茶和咖啡都含有游離糖，比如自己用紅茶和鮮奶製作的奶茶，因為含有牛奶（含有 5% 的乳糖），那麼自然會有來自牛奶中的糖，而這類糖並不能算作游離糖。對於這類不額外添加游離糖（包括蜂蜜、果汁、糖漿）的自製飲料，只要不過量飲用，是不需要完全戒掉的。

第三條是少吃特別甜的水果和乳酪，其實也是對前兩條「不吃高糖分的固體和液體食物」的延伸。為何這條需要單獨列出來呢？那是因為很多人會有兩個謬誤：第一是覺得水果都是很有利於健康的，因此不加限制地吃水果；第二是覺得乳製品都是很健康的，從而忽視了乳製品加工過程中的添加糖。所以這條單獨列出來也是明智之舉，這樣就特別提醒我們，在飲食中不能只根據食物的種類去挑選，而要具體地看食物裏究竟有哪些成分，然後衡量這些成分中是不是糖太多了，哪怕是天然來源的糖。只有如此審慎，才能做出明智的決策——我究竟該吃甚麼類型的食物，多少是合適的量。

綜合來説，這三條關於戒糖的建議算是沒有錯誤的，只是還很局限，因此不能認為做到了這三點就能成功戒糖，還有以下這些問題沒有解決：

1 低卡或者代糖飲料可以代替汽水嗎？純果汁、蔬菜汁可以喝嗎？蜂蜜水呢？甜品中的枇杷膏、秋梨膏可以吃嗎？
2 甜點不能吃的話，那麼不甜的點心可以吃嗎？梳打餅乾呢？代糖做的甜品和糖果會更好嗎？
3 水果的甜度真的可以用味覺判定嗎？乳酪含糖量多少才合適？怎樣根據食品標籤做選擇呢？

在接下來的章節，我會從具體食物選擇的角度逐個解釋這些問題，幫你真正做到飲食有節。而這種節制不僅僅出自理性的約束，更出自對食物真正的理解。

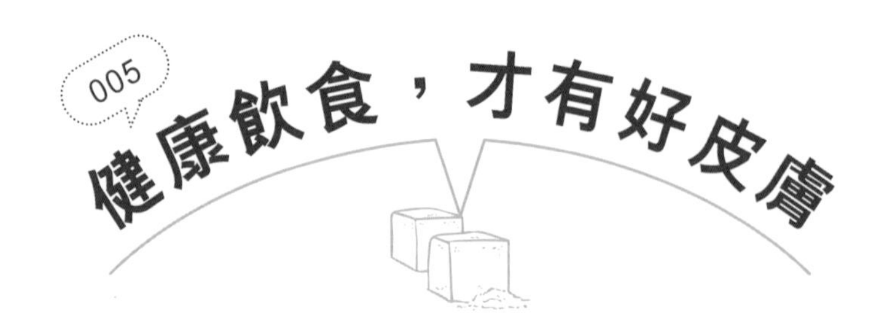

005 健康飲食，才有好皮膚

通過吃來獲得好皮膚雖然並不是一個嚴謹的命題，但是反過來看，如果吃不好就很難有好的皮膚，那麼合理飲食是高顏值的一個必要但不充分的條件。畢竟皮膚的狀況可以説完全取決於基因、營養、環境損傷、情緒和壓力控制以及外在的養護這幾個方面，吃得正確是皮膚抗糖化的關鍵步驟——只有健康的身體底子才能展示高顏值。

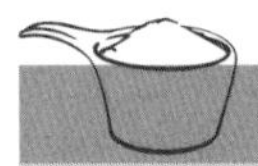

皮膚對外之屏障

皮膚本身長期被放在對顏值有重要影響的地位，其中一個重要原因它是人體最大的器官，也是唯一的屏障。皮膚是一個名副其實的內外夾擊的重要界面，對環境的任何風吹草動，最快感知的就是它，做出反應的也是它。外界對皮膚的主要刺激來源於三個方面：紫外線、粉塵污染、空氣溫度及濕度（見圖 2-1）。首先，紫外線會對皮膚造成氧化和加溫的雙重破壞，我們的皮膚老化也來源於日光造成的光老化和細胞自然衰老兩部分，因此防曬是保護皮膚最基礎的一步，也是最可控制的一部分。其次，空氣的污染物和灰塵也給皮膚帶來挑戰，造成皮膚表面的角質層代謝不暢，從而堵塞毛孔，造成痤瘡、閉口粉刺等問題，因此適度清潔是維護皮膚健康的第二步。最後，空氣溫度及濕度也會直接影響皮脂腺的油脂分泌和皮膚天然保濕因數對水分的駐留能力，對空氣溫度及濕度不適應可能造成水油不平衡，因此做好皮膚屏障的輔助修護——適時給皮膚補充水分，然後再用乳霜鎖住水分的護膚程式，是我們力所能及的部分。

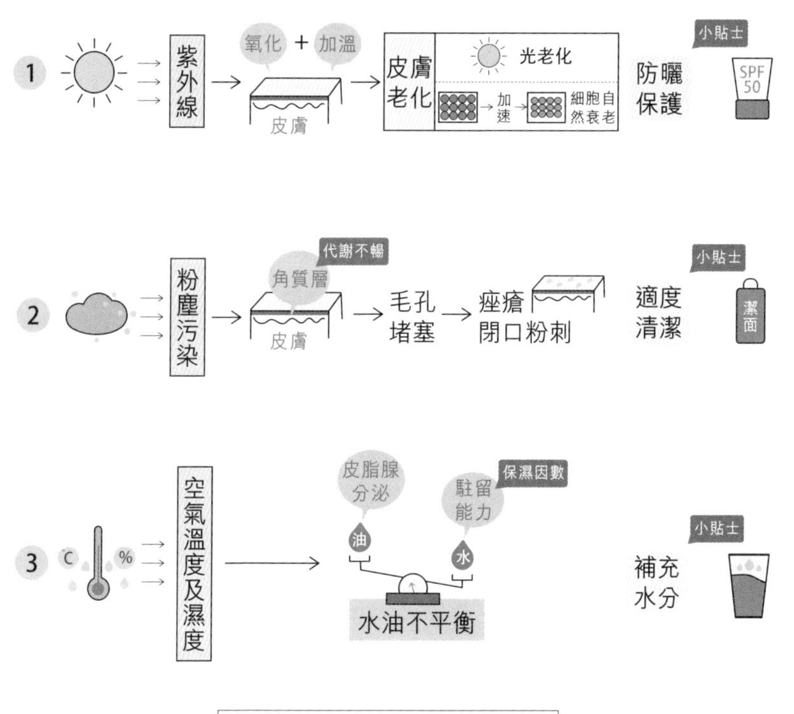

圖 2-1　外界對皮膚刺激的三大來源

這是維護皮膚健康的幾條對外的基本原則，對內呢？對內皮膚承受着血液中各種營養物質的滋潤和沖刷，這裏順帶提一下醫美界的「皮膚中胚層療法」——模仿血液，直接利用微小的針把各種配比好的營養輸送到真皮和表皮間供結締組織使用。而結締組織中的各種彈性蛋白和膠原蛋白，以及透明質酸非常直觀地維護皮膚的健康和美觀，相當於內支持不足就靠外力來補。可以理解為，血液中的營養物質是滋養皮膚最直接的方法，提倡通過飲食得當、適度運動維持良好的血液循環，就是理想的「內部美容」大計。

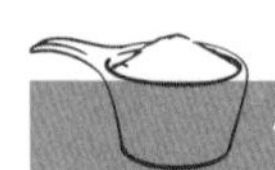

優化體內外健康

如果血液本身攜帶的營養物質不夠給力，甚至攜帶了很多有害物質，皮膚很快就會表現出乾燥、暗沉、脆弱、敏感、長暗瘡、起皺紋、下垂等你能想到的拉低顏值的特徵。這與我們的飲食、運動、情緒有着直接關係。抗糖飲食與顏值扯上關係，正是源於皮膚這個最大屏障對高血糖的反饋如此明顯。

從內部環境和外部環境兩方面因素來看，我們可以發現「年齡」是獨立於兩個因素之外的一個不可控制因素，所以不要再把「年老色衰」放在心上。畢竟誰都會老去，而年齡的增長也是一個自然並且可以舒心接受的過程。所以要保持好的皮膚狀態，我們需要做的是優化外部環境和內部環境的健康狀況，而不是逆轉年齡裝嫩，坦然而理性的心態也是保證皮膚健康的重要環節。

雖然高糖化會顯著影響真皮層各種支持皮膚彈性的蛋白質的活性，但是「糖化」並不是皮膚長出痤瘡、皺紋和褐色斑或者變黃的唯一原因，所以我們的飲食也不能僅僅考慮「糖」這個單一因素。綜合來説，飲食對皮膚的影響主要體現在以下幾方面：

1 充足的營養素讓皮膚有足夠的材料和動力新生和修復；
2 充分的抗氧化物讓皮膚抵禦傷害；
3 合適的血糖量讓皮膚細胞健康生存而不過度「糖化」。

以上三點就是飲食能給皮膚帶來的三種直接影響。由此可見，「糖化」只是其中之一，而且並不能直接推論出吃糖愈少，我們的皮膚就愈好；但反過來説，血糖升高的確會給我們的皮膚帶來不利的影響。所以要想獲得更加年輕和有抵抗力的好皮膚，整體高質量、熱量適度的飲食才是關鍵。我們的關注點也不應該只有「吃糖」是多還是少，而是整體對血糖的控制，這也就是為甚麼沒有任何一種食物能預防疾病，但是每一種食物都或多或少會對疾病產生影響。

適度熱量 + 全面營養素 = 有利於身體內部環境健康的飲食 = 好的血液支持 = 優異的皮膚狀態

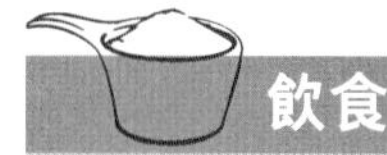

飲食高質量的好處

飲食高質量的意思是「在每天適合自己的總熱量中，選擇營養密度最高、最接近天然食材、最多樣化的食物結構」。這樣做的目的有很多，如盡可能避免高熱量和過度飲食帶來的過高的氧化壓力，以及從多樣化食物中獲取盡可能多的抗氧化物和營養素，以此幫助我們的身體建立好的內部環境，抵抗外部環境的挑戰。盡可能減少游離糖和快速消化碳水化合物的主要意義則在於，讓血液長期保持在血糖穩定的狀態，這樣血液在流過真皮層下的微血管時，就不會對其中的各種膠原蛋白和彈性蛋白糖化。要知道，糖化後的膠原蛋白和彈性蛋白不僅喪失了對皮膚的支援和緩衝能力，讓皮膚變得塌陷和脆弱，而且因為糖與蛋白質發生了「梅納反應（Maillard reaction）」，表皮下還會產生黃黃的顏色。隨着年齡增大，糖化反應積累多年後，我們的皮膚越來越暗黃，而且多了去不掉的斑點，因為它們都是被血液裏的糖長期沖刷的痕跡。

戒糖對皮膚的健康和美觀的影響遠不只幫助皮膚減少過度的糖化反應，它還能幫助我們在有限的總熱量下，盡可能攝入更多含有其他有益營養素的食物。比如沒有糖的番茄炒蛋比放了很多糖的版本熱量更低，你可以多吃一點而不用怕熱量過高。所以在保證熱量限制的情況下，戒糖實際上是一種提高飲食質量的行為，對於我們遵循「營養素充足」的原則也是有利的，畢竟減少「空熱量」是現代人飲食中的一個重大訴求。

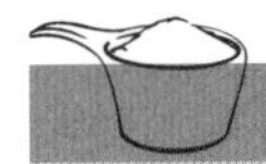

維持自由基合理水平

關於血液中抗氧化物與皮膚對抗自由基的理論，我在這裏不展開解釋箇中的複雜機理。簡而言之，自由基是身體內氧化呼吸反應必然產生的一種物質，它的「殺傷性」很強，經常攻擊細胞中的 DNA（脱氧核糖核酸）和蛋白質等大分子，從而導致細胞凋亡，進而出現肉眼可見的損傷以及衰老。如日照過度帶來的氧化壓力，會讓我們產生皺紋，皮膚彈性降低，這些都是活躍的自由基攻擊皮膚的膠原蛋白，以及殺傷真皮層的細胞造成的結果。但是身體的氧化反應不僅是我們細胞使用能量時必需的「燃燒」過程，而自由基的殺傷力對抑制腫瘤細胞、調控免疫力也發揮着複雜作用，所以我們不能認為自由基是壞東西，我們飲食之目的不是去除所有自由基。正確而合理的態度應該是：我們需要讓體內的自由基可控制地為我們服務，因此我們需要攝入足夠來自天然食物中的抗氧化物，如橙黃色蔬菜的類胡蘿蔔素、藍紫色蔬果的原花青素、全穀物的維他命 B 和維他命 E，以及動物性食物中豐富的礦物質。只要這些營養素來自一個同樣複雜而且成熟的機體（無論是動物還是植物），它們的含量就基本處於一個合理的範圍，不僅可以較好地搭配，也可以融入我們的飲食。根據這個邏輯管理飲食的話，富含大量游離糖的食物顯然並不屬任何一個我們覺得「自然」的體系，所以「戒糖」實際上也有助於我們提高整體膳食的質量。

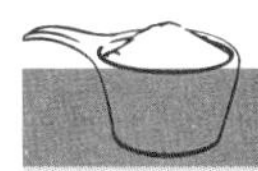

糖化肆虐細胞組織

只要懂得運用上述的膳食搭配原理，其實距離戒糖的最後一個飲食建議就非常近了。我們要在「美容飲食」中把糖單獨考慮進去，因為過多攝入的糖分會跑到血液裏升高血糖，然後高血糖會肆虐它流經的每一寸組織並糖化細胞和組織。如果我們皮膚下的膠原蛋白和彈性蛋白被糖化，也會出現類似自由基過多而造成的傷害，所以我們對糖化的態度與對自由基類似，即希望這個過程是可控制的。

糖化是必然的過程，我們的血液裏不可能沒有葡萄糖，哪怕完全不吃碳水化合物，身體也會很費力地製造出葡萄糖，同時帶來一定的副作用。所以這也是絕大多數醫生和營養師不建議用「生酮飲食法」（一種幾乎戒斷碳水化合物，用脂肪提供能量的極端飲食模式）來達到戒糖目的之原因。我們的身體並非被設計成這樣運作，而強行讓身體用脂肪（酮體）供能，不僅在飲食上遇到很多困難，也會時常面臨「不可持續」的問題。要想管理好血糖，我們需要關心的是單糖、總碳水化合物、總熱量的多少。這三點就是能左右飲食相關血糖水準的主要因素，就像明星飲食戒律所傳達的那樣，我們要戒掉含有添加糖的飲料和甜品，限制高糖分的水果和乳酪。實際上這個戒律僅僅符合我們控血糖的第一步——對單糖的限制。而實際上，能直接轉化成血糖的不僅僅是單糖，很多碳水化合物、脂肪和某些氨基酸都可以在體內被巧妙轉化成葡萄糖，從而使血糖升高，這就是為甚麼總體的碳水化合物甚至總熱量都要考慮進去，這些我在稍後章節會有更詳細的介紹。

你可以順便思考一下，為甚麼肥胖是 II 型糖尿病的獨立風險因素？一個人如果完全不吃含游離糖的食物，但因吃下去的總熱量超標而趨於肥胖，他依然有更高的概率患上 II 型糖尿病。所以我一直倡導的不是戒斷糖本身，而是審慎地看待所有的空熱量和會提升血糖的飲食組合。讀畢本書，讀者們一定會對這個結論有更加深刻的理解。

第 3 章

你為甚麼需要戒糖？

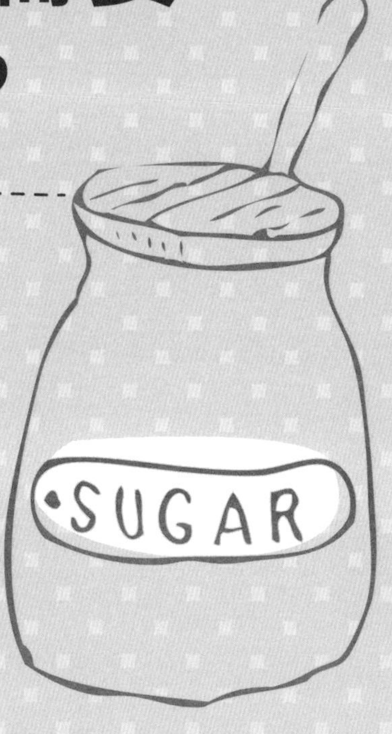

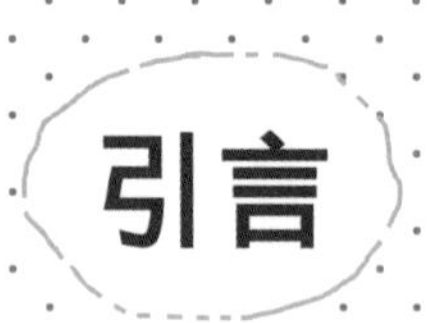

引言

戒糖聽上去不太美好，彷彿一下子把糖弄成了跟煙和酒一樣的形象。我不同意把糖跟對身體有害的物質相提並論，畢竟它是一種天然存在的物質，哪怕是人工提煉的白砂糖，適量食用也並不會對人有害。因此我説的「戒糖」實際上是「戒心癮」。

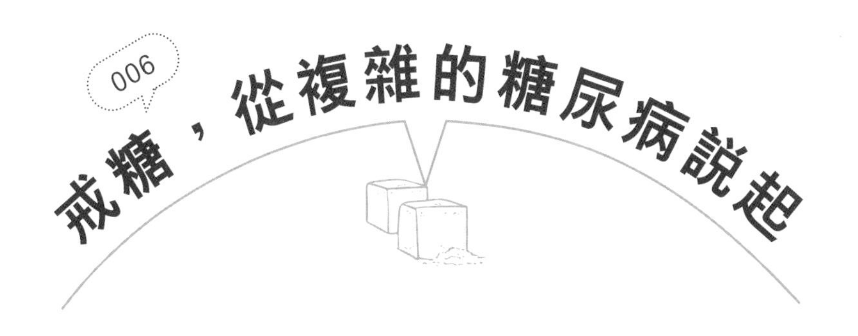

戒糖，從複雜的糖尿病說起

無論你處於生命的哪個階段，心靈成熟與否，不可控制的身材、過早褪色的容顏和早衰而多病的身軀都是負面的資訊。這些身體資訊反映出，你的生活習慣、飲食模式、精神壓力處理方式、人際和親密關係，以及對人生的態度或多或少出了問題。年齡不可逆，衰老也是必然的，但是每個人都會期待自己在這個過程中以溫和的方式老去——肢體遲鈍但是依然能聽使喚，步伐漸緩但是依然可以自由行走，代謝活力減弱但是依然健康而且能自理。我們期待的是一種沒有慢性病，心智依然健全的身心自在的狀態。而這個好狀態並不是依靠好運氣得來的，而是既有的生活習慣和生活方式積累的結果。

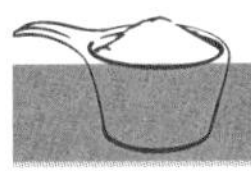

糖化反應的產生

現在市面上關於「抗糖」的原理分析和產品如雨後春筍般湧現出來，大多數是因為明星的效應。那麼「抗糖」背後的科學原理是甚麼呢？首先，糖化反應並不是一種新發現的生理反應，而是非常正常的生理過程，就像體內的氧化還原反應一樣。

打個比喻，身體裏的糖化反應就如同烘焙時，白花花的麵糰逐漸變成香噴噴的棕褐色麵包，或者煎牛扒時本來鮮紅色的肉在高溫作用下變成褐色的牛扒，並且散發出略帶焦香的獨特氣味。無論是顏色還是氣味，其實都是糖化反應的結果。糖化反應的英文是 glycation，是指還原糖（最常見的是醛糖，如葡萄糖）與血紅蛋白的氨基結合生成一種十分穩定且頑固的晚期糖基化終末產物（見圖 3-1）。血液是游離的葡萄糖的載體，因此糖要發揮作用，必然先在血液裏下手。在沒有酶幫助的情況下，糖就能輕鬆與血紅蛋白結合生成糖化血紅蛋白，而後繼續反應生成一類頑固分子——晚期糖基化終末產物。而糖化的過程並不僅僅局限於荼毒各種蛋白質（如血紅蛋白），糖還會與各種脂肪和核酸發生反應，從而破壞體內很多由脂肪和核酸組成的細胞結構。微觀上是細胞和組織被破壞，宏觀上則是各種慢性病、退行性疾病、炎症、癌症和衰老。

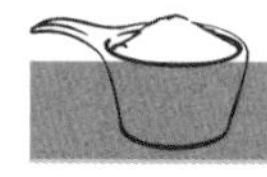

糖尿病與糖化「頑固分子」

糖化血紅蛋白是我們可以隨時在醫院裏檢測的指標，當然它還是糖尿病者和糖尿病前期（胰島素抵抗）病人需要定期關注的指標。它能存在於紅血球的整個生存週期，當然也不會因為一時大量吃糖而飆升。畢竟身體內還有內分泌系統這個管家，胰島素不會讓血糖無止境地升高。所以，體內的糖化血紅蛋白既是糖尿病者判斷疾病狀況的重要指標，也是普通人用來回顧自己過去 3-4 個月的飲食對血糖影響的一個參照物。在開始戒糖前，你可以檢測一下這項指標，4 個月後再對比一下，就知道自己這段時間真實的膳食糖控制情況了。血糖可是不會撒謊的。

如前所述，糖化血紅蛋白會繼續反應成為「頑固分子」。這類

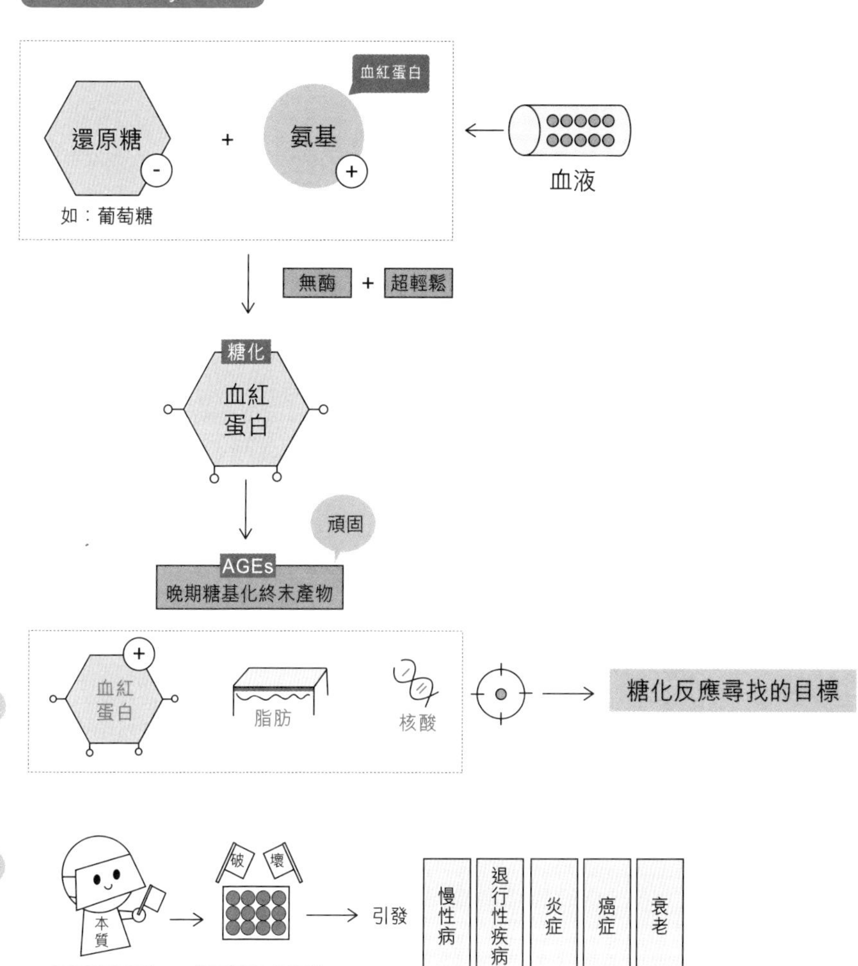
糖化反應 Glycation
血紅蛋白
還原糖
-
+
氨基
+
血液
如：葡萄糖
無酶
+
超輕鬆
糖化
血紅
蛋白
頑固
AGEs
晚期糖基化終末產物
1
+
血紅
蛋白
脂肪
核酸
糖化反應尋找的目標
2
本
質
破
壞
引發
慢性病
退行性疾病
炎症
癌症
衰老
糖化反應
細胞與組織

圖 3-1　人體的糖化反應

晚期糖基化終末產物與我們的身體機能衰退和皮膚衰老有甚麼關係呢？先從常見且後果嚴重的糖尿病説起，目前糖尿病準確的發病機制還不明確，畢竟醫學是一門高度依賴基礎生物化學和儀器發展的學科。糖尿病僅僅在 100 多年前才被發現是一種內分泌疾病，而對於糖尿病的輔助治療（因為無法治癒），經過這 100 多年的歷程，也只是從各個方面圍剿血糖（促進胰島素釋放）或者快速疏通血糖（提高胰島素敏感性）而已，並不能逆轉疾病進程。迄今為止，沒有一種藥物或者機制能真正從根源上破解糖尿病。很重要的一個原因在於，我們依舊不明確導致糖尿病的全部因素，無法一開始就對其嚴防死守，只能在患病後疲於應對它的症狀。

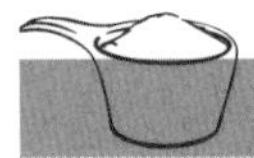

糖尿病與生活習慣

不知道引發病症的所有原因，就很難去全面防控，所以並沒有甚麼方式能 100% 保證人不得慢性病，這也是現代醫學的一大難題。但這不代表得不得病純靠運氣。我們仍可以用反向思維進行分析、判定，即通過分析患糖尿病的人傾向於如何生活，大致推算出甚麼樣的生活方式屬「高危模式」，這也正是目前營養流行病學界做實驗的切入點。研究者普遍發現，對於非遺傳性的 II 型糖尿病，體重超重、腰圍較粗（內臟脂肪較多）、較高的熱量攝入、吸煙、飲酒、靜態生活以及作息不規律等都與較高的糖尿病發病率有關。世界衛生組織曾經對中國的 II 型糖尿病病人進行過描述，中國的 II 型糖尿病者多數體重較輕，BMI（身體質量指數）平均只有 23.7，美國 II 型糖尿病病人的平均 BMI 達到了 27；同時中國患者雖然 BMI 較低，但是腰圍普遍超標。這就意味着，相比於白種人，中國人更容易在不胖但是腰腹贅肉多的情況下罹患糖尿病。這就直接指向了一個事實：中國人一旦肥胖，會傾向於是這種很不利的「向心性」肥胖，即肥肉主要囤積在腰腹，而不是四肢和皮下。這種肥胖人士就非常吃虧，因為很可能只胖了一點點，但是罹患糖尿病和其他心血管疾病的風險驟增！這也非常清楚地解釋了很多中國人看上去並不胖，卻依然得了糖尿病的原因。

循着這個方向，我們就能明白糖尿病是一種綜合了生活方式錯誤和遺傳基因的結果，所以只要我們把生活中的小毛病一個個改掉，就能最大限度地減少糖尿病的發生。同時我們要尊重我們的基因對糖尿病可能患病的事實，也會對中國人更適合植物性飲食，以及更低熱量的飲食有更深的認識了。

很多人還會有一個疑惑：為甚麼這麼多注重飲食，經常運動的養生專家也逃不過某些疾病呢？我通常會反過來提問：「你知道別人的基因是怎樣嗎？他們是不是天生就對某些疾病容易患上？你知道他們表現的健康生活的背後執行程度如何嗎？他們的心情是愉悦的嗎？他們的生活中有沒有其他很艱難的時刻你並沒有看見？」任何的生活干預都不能只看表象，也不能道聽途説，只有自己認為這麼做對自己有益，進而願意做並且在執行的過程中感受到自控的快樂，才是真正的健康生活。標籤化的「健身房達人」、「戒糖控碳水」、「控制飲食」、「生酮」、「原始低卡少油鹽」等都是浮於表面的，它們並不一定意味着更加健康，更不一定意味着身心更加愉悦。

要有效地預防糖尿病，就要從它的根源入手，這樣才能「心悦誠服」地執行對抗它發生的生活方式。雖然糖尿病病因很複雜，但是它的症狀卻相對容易理解——糖在血液裏高度富集然後把大量血紅蛋白「帶歪了」，將其變成大量糖化血紅蛋白，而後又進一步變成「頑固分子」——晚期糖基化終末產物。而這些「頑固分子」就是糖尿病各種症狀的由來：心血管疾病是因為這些頑固分子和血管的內皮進行了反應，把血管變得如老化且擁堵的水管般容易破裂和堵塞。血管老化發生在心臟血管就是冠心病，發生在大腦就有可能造成嚴重的腦中風，發生在眼底血管就是「糖尿病眼病」，發生在四肢血管就是「糖尿病足」，發生在腎臟就是「腎損傷」乃至終末的尿毒症，這些都與高血糖有關係。總之過高的血糖就像慢性毒藥，流過身體每一寸肌膚和器官，然後長年累月製造慢性損傷，這些損傷皆與糖化血紅蛋白形成的晚期糖基化終末產物有關係。

但是，降低血糖、降低糖化血紅蛋白卻不是治療糖尿病的好方法。糖尿病產生的原因是複雜的，因此解決辦法也必然不會是降低血糖這麼簡單。目前發現的預防和輔助治療糖尿病的最好辦法只有一種——調控飲食和生活方式。這是最簡單也最複雜的辦法，也是我們提倡「戒糖」的其中一個重要理由，因為它是正確而平衡的飲食中必不可少的一步。

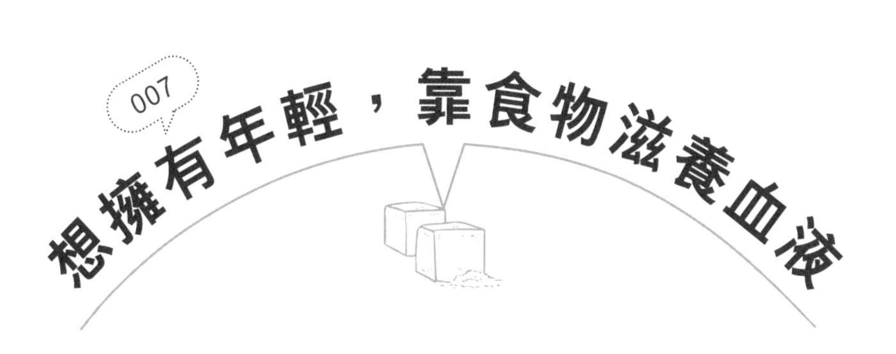

007 想擁有年輕，靠食物滋養血液

既然糖尿病最怕的是「好好吃飯」，那麼減肥、抗衰老及保持「小仙女」、「小鮮肉」的好皮膚狀態自然需要走對吃飯這一小步。要想知道為甚麼吃飯對外形有這麼重要的影響，還得先從糖化血紅蛋白如何影響皮膚説起。

既然糖化血紅蛋白繼發反應，產生的晚期糖基化終末產物會損傷血管，那麼它必然也會損害皮膚。皮膚的結構分為三層，最表面是我們最常接觸的表皮層，也是我們每天悉心清洗的這層皮膚，它不僅是我們身體的第一道防線——防止外界的污染、細菌毒素進入，也讓身體內部水分免受流失。表皮層的健康和美麗與我們的護理有一定關係，但它更反映了我們更深層的皮膚——真皮層的健康程度，就像葉子的美麗雖與我們經常擦拭有關，但歸根結底離不開其根莖吸收的水分和養分。

這就是為甚麼我們在營養不良、熬夜、情緒不佳，甚至生病的時候，皮膚很難保持美麗。「熬最晚的夜，用最貴的眼霜」並不能幫我們完全平復肌膚深層的不滿，那是因為護膚品的作用僅僅停留在表皮層，而深層皮膚和肌體的健康則是整體生活狀態的反映。

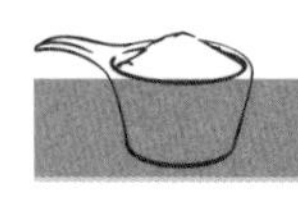

「灌溉」血液

如果說表皮層是皮膚在外界的防護林，那下面的真皮層就是防護林「向內探尋」的土壤，而滋養土壤的水分就是毛細血管中的血液，撐起疏鬆而富有彈性的土壤的就是由我們常說由膠原蛋白、彈性蛋白組成的網織結構。由於這層結構充滿了毛細血管，因此血管中的糖分和氧氣就是這層組織的直接滋養物質，所以你會擁有甚麼樣的真皮層，的確取決於你究竟如何「灌溉」你的血液。

我們血液的「豐沃」程度，在很大程度上影響皮膚的健康及美感。而血液的成分也如土壤一樣，是自然界中極為複雜的系統之一。在生物課上，或許教科書簡單地把血液分為了血漿、血細胞（包括紅血球、白血球及血小板）兩個部分，但是實際上我們目前的科學僅僅探索了血液中非常少的部分，如血漿中的蛋白質多達 200 多種。其中很多蛋白質具有「多態性」，簡單來說就像我們的血型一樣，其他的蛋白質也有類似的分型，只是它們並沒有表現得像 A、B、O 這種多態性那麼高調，以輸血、溶血的方式讓我們深深記住。所以，血液是身體最神秘的「古河流」，我們能夠窺見的僅僅是它很少的一部分功能。同時，血液又是我們體內運送營養的重要通路，我們吃下去的所有物質，在經過消化吸收後都會通過血液傳遞到身體各部位。而在血液這條長長的通路中，會發生怎樣的化學反應，血液又如何以生命的表像在我們的身體裏演繹化學反應？這就是吃飯的藝術，它遠比我們了解的要深刻。

所以從嚴格意義上來說，膳食的糖會對血糖產生影響的物質，也是與糖尿病發生息息相關的一個因素。當然，膳食中能影響血糖的因素非常多，而需要單獨控制的其實是游離糖和快速消化澱粉這兩類，因為它們是膳食中對血糖升高影響最大的兩種形式。而高血糖必定會讓更多的血紅蛋白和這部分葡萄糖發生反應，進而與所到之地的「土壤」形成晚期糖基化終末產物。帶着高糖的血液如同酸雨，浸潤着土地，不停地酸化土地。而我們的血液與土地非常相似，有一套複雜的緩衝系統，在少量酸雨的侵襲下還能頂住壓力，保持基本的生態系統不受影響，養分也基本能供應上；當酸雨下得沒完沒了的時候，土壤的緩衝系統會因超出負荷而罷工，最後的結果就是土壤過度酸化，很多對植物有利的離子被沖刷走，從而形成了貧瘠的土地。肌膚也是一樣的道理，血液中的葡萄糖太多，會侵蝕血液流經的身體部位（如真皮層的膠原網絡），與膠原蛋白結合形成新的「頑固分子」，讓這個網絡的彈性結構失去外形，保留不住該有的水分和形態，對應的是皮膚乾燥、塌陷，以及真性皺紋出現。同時由於「頑固分子」殘留，皮膚也會在真皮層積累帶有色素的斑點，這就是很多人年紀大了有斑點的原因。老年斑就是這種很難去除的痕跡，不僅會在身體表面的皮膚產生，還會出現在內臟。也就是說，老年斑的生成並不僅僅是日曬引起的色素沉積，也與血液本身攜帶的物質有關。

正是血液灌溉這種長年累月的效應，導致我們身上每一處細胞都會接受血液的滋養或者荼毒，這取決於你往血液裏放了甚麼東西，我們的皮膚是能顯著反映健康狀況的部分。要想獲得更年輕和富有健康光彩的好肌膚，擁有健康而富有活力的血液系統是必不可少，飲食就是其中可控的方式之一。

血糖像血紅蛋白身上的負載，如果你時刻通過進食快速消化碳水化合物，甚至直接吃游離糖讓其常年負重前行，它們自然會把身上的重擔沿路卸下，而卸下的就是晚期糖基化終末產物，被扔在哪裏，就會破壞哪裏的組織——血管壁、膠原蛋白和彈性蛋白、大腦的神經細胞、腎臟。而負累重重的身體自然陷入一種積重難返的境地——衰老和慢性病。

所以想要年輕，第一步就是用食物滋養你的血液。

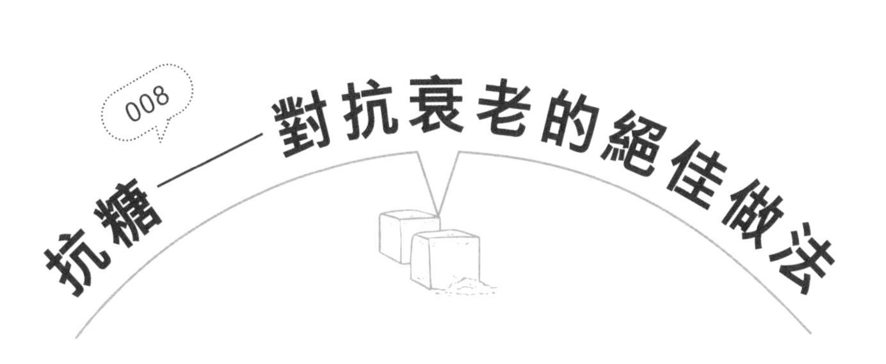

008 抗糖——對抗衰老的絕佳做法

如果説淡定是面對衰老這個過程的最好心態，那麼「控糖」就是面對衰老的最好做法。就像前面所説，糖化過程絕對不僅僅是與膠原蛋白結合從而破壞皮膚健康和美觀，更嚴重的是它還能與脂肪和核酸結合，破壞人體更多的核心結構，造成的後果可不是降低顏值這麼簡單。

人體衰老論

目前學術界對衰老機制的研究還在幾種假説之間。衰老是一個程式性、系統化的複雜過程，積累了細胞多次分裂後不可修復的損傷，導致細胞再也無法分裂進而死亡。我們的機體隨着年齡的增加而逐漸衰退，是因為還在為我們工作的健康細胞越來越少。

目前最受認可的一種衰老機制假説是「端粒酶縮短學説」（見下頁圖 3-2）。簡單來説，端粒就是細胞分裂時染色體需要複製的一套遺傳物質。端粒好比培訓學員時發的一套複印教材，而這套教材只能通過複製當前的版本繼續流傳下去，因為原件已經丟失（初代幹細胞的死亡），但是這套教材並不是可以無限次複製，受制於之前版本的清晰度，每複印一次就會變淡一點（端粒每複製一次就會變短一次），直到最後複印的教材已經完全看不見字了

（端粒已經短到不可以再分裂，而細胞開始進入程式性的自然死亡過程）。到這個階段，我們可以認為，這一「套」細胞走到了生命的盡頭；而當我們身上關鍵器官的細胞都走到這一步，我們再也沒辦法維持呼吸、心跳、消化、排泄時，壽限也就到了。

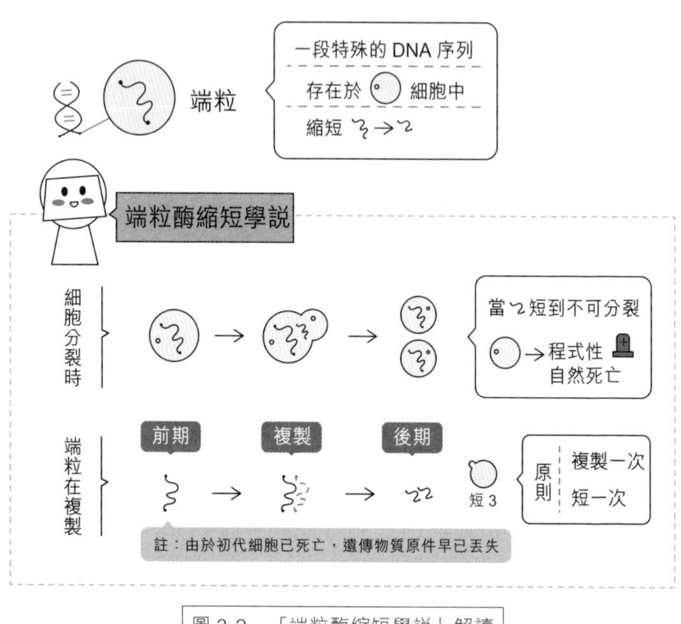

圖 3-2 「端粒酶縮短學説」解讀

所以如何延長端粒一度成了熱門的抗衰老話題，而端粒酶就是一種可以延長端粒長度的蛋白質。它是一種反轉錄酶，可以順着 RNA（核糖核酸）往回轉錄成一條 DNA 並且加在端粒上，重新造了一條端粒，從而對端粒進行延長。就像一個勤奮的人用筆墨把自己的複印資料加深、加粗了一遍，使可複印的次數更多一些。

但是人體的智慧在於「平衡」二字，端粒酶過分活躍，就像某套教材每次複印幾乎都不會損失任何色彩，陷入了一個不可控制的系統，而腫瘤細胞就是這樣的結構。在腫瘤細胞中，研究人員發現端粒酶的活躍度與腫瘤細胞的惡性程度是成正比的。關於端粒與衰老這個話題，我們依然停留在理論研究階段。人體細胞是一個複雜的結構，僅僅研究端粒的長短對於衰老這個大話題來説顯然還是過於單薄和片面，我們需要從更多、更廣泛的角度來看待衰老和壽命。

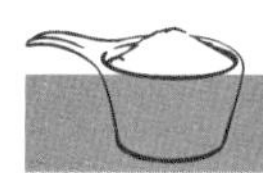

平衡飲食抗衰老

「熱量限制學説」也是一種與「端粒酶縮短學説」緊密相關的抗衰老理論。實際上就是模擬「飢餓」的狀態，而這種狀態能抑制細胞中一種叫 mTOR（哺乳動物雷帕黴素靶蛋白）的蛋白，這種蛋白的作用簡單來説是調控細胞的增殖——把食物轉化成能量促使我們生長。如果成年人尤其是中年人停止生長，那麼就只剩下老化，而 mTOR 可以説是細胞的「快進鍵」。如果我們暴飲暴食或飲食結構不對，吃了太多糖和澱粉，導致血糖太高，就可能啟動這種蛋白質，給生命按下一個「快進鍵」，加速生命跑向終點的進程。相反，雖然生命沒有「倒退鍵」，但有節制和穩定血糖的飲食可以避免生命的快進，相當於維護了本來的生命節奏，從而達到保護原有壽命長度之目的。這也恰恰符合東方的智慧，維護健康和修身養性為的是恢復生命本初的活力與探尋生命的意義，而不是抱有返老還童或比同齡人年輕 20 歲這類過於浮誇的期望。

因此無論想保持曼妙身材——纖細的腰圍、穩定的健康體重，還是希望那種不能自理的衰老狀態來得更慢一點，我們需要做到不過量進食（熱量攝入不過量）以及保持較小的血糖波動這兩點。對於更加熱衷於進一步健康延長壽命的讀者來說，嘗試「飯吃七分飽」這種既印證古老智慧又符合「卡路里限制飲食」法則的做法也非常可取。當然，即使在限制卡路里的情況下，保持較少的快速消化碳水化合物攝入也是不變的規律，因為我們這麼做的核心依然是平衡飲食。

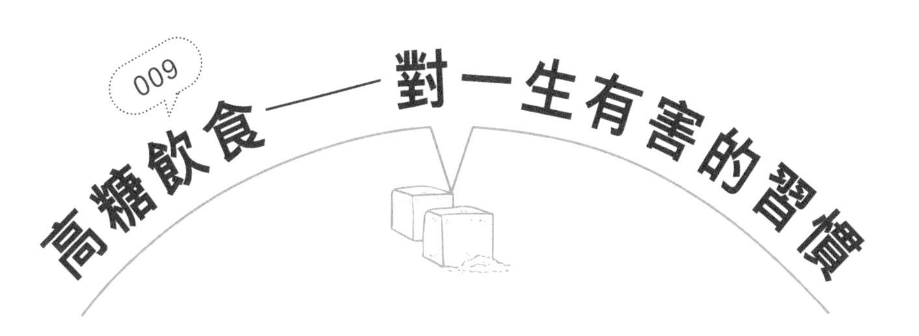

高糖飲食——對一生有害的習慣

高糖飲食對健康造成的損傷，並不是只有40多歲的中年人才會經受的折磨。其實從胚胎時期開始，營養和能量就經由母親的臍帶血液流經我們身體，並產生影響。這就是為甚麼血糖比較高或整體能量過剩的準媽媽，生出巨大兒的概率是普通媽媽的數倍。那是因為她們的血液裏含有更多的血糖，這種含有更多糖的血液灌溉了胎兒每一寸身體，導致胎兒在還沒有出生的階段就經受了一輪高血糖的洗禮，繼而在體內轉化出更多的脂肪細胞來儲存這部分多餘的能量，一出生就是困擾媽媽的巨大兒。

高糖飲食從小受影響

更糟糕的是，這並不是「一過性」（某一臨床症狀在短時間內出現一次）的「胖寶寶」問題。母胎中積累的高血糖和脂肪，會讓嬰兒在出生之際就蒙上了「胰島素抵抗」的巨大陰影，大大增加了兒童時期和成年後肥胖的概率。我們經常見到很多從小就胖的孩子，到了青春期還是比體重一直正常的孩子更容易發胖；哪怕他們靠毅力減肥成功，還是會更大概率地復胖。這是因為生命早期的一系列變化早已埋下肥胖和慢性病高風險的種子：高血糖環境讓胰腺處於一種高反應的狀態，而脂肪細胞在生命早期已經開始擴增以容下更多的脂肪，胃腸道的菌群也會對高熱量、高血糖的刺激產生記憶，讓這部分人即使在瘦下來後，仍有很大可能往復胖的路上走，可以說他們的身體對肥胖有種獨家記憶。所謂的「肥胖是會遺傳的」，正是從胚胎的高血糖和腸道菌群開始的。

要想減少過高血糖對我們身體的荼毒，需要從胎兒時期做起。為了自己的身體健康，生育時順利及孩子的未來，戒糖是在備孕期間就應該着手養成的良好營養習慣之一。真正讓孩子贏在起跑線上，往往是媽媽的飲食和身體素質。

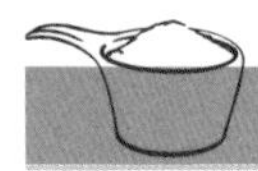

蛀牙的終生健康問題

除了胎兒時期受到母體血液的影響之外，出生後的嬰幼兒和高速成長的青少年也會受到高糖膳食以及高血糖的危害。目前全世界預計有 60%-90% 的小學生和近 100% 的成年人存在蛀牙問題，而這個問題往往在年輕的時候就已經顯現，尤其是在刷牙和定期洗牙意識尚未樹立的青少年時代。

蛀牙的最大危險因素就是吃糖，這裏的糖指游離糖和快速消化的澱粉。我們的口腔是一個對外開放的「窗口」，充滿了來自食物和環境的各種細菌，在正常情況下，尤其是飲食均衡時，這些細菌並不會亂來，而是和平地生存着。一旦我們開始大量攝入游離糖或澱粉（口腔唯一能消化的食物），唾液中的澱粉酶會對食物中的澱粉進行初步切割，然後把它們變成更小的碳水化合物，其中就有單糖和雙糖，這是我們在吃麵包、番薯等富含澱粉的食物時越嚼越甜的感覺的由來。

糖在口腔中並不是全部直接隨着唾液咽下去，「殘餘分子」會成為產酸細菌的美餐，而後細菌會產生酸性的代謝物質，從而腐蝕我們本來堅固的琺瑯質。再堅固的材料，一旦開了一個小口往往就變得不堪一擊，牙齒也一樣，經過長年累月的「產酸——腐蝕——再擴大蛀面」，直到菌群深入牙髓，那時你的牙齒就徹底壞了。

在中國，口腔問題一直都是極常見也極為影響日常生活質量的健康問題。對於成年人來説，蛀牙引起的疼痛，造成的飲食不便，產生的治療費用，以及看牙醫消耗的大量時間都讓人苦不堪言。恆齒伴隨我們一生，一旦壞了就是永久的痛苦和損失，而且會嚴重影響我們每天吃飯及喝水。而且，再好的牙冠套、假牙、種植牙也遠遠不及一口牢固的真牙好用，更不用説假牙的費用和日常護理等令人頭痛的問題了。

那對於孩子來説呢？雖然他們的乳齒蛀了可以換，但是蛀牙本身是一種危害口腔健康的疾病。它不僅表示孩子令人擔憂的口腔清潔問題和飲食失衡問題，而且乳齒有蛀牙的孩子大概率存在口腔菌群失調的問題，因此有非常大的機會在換牙後繼續因為這些「歷史遺留」問題形成永久性蛀牙。如果乳齒被蛀得太嚴重，不僅會穿透乳牙的牙根，還會驚動本來還在休眠待萌發的恆齒，釀成恆齒「出師未捷身先死」的悲劇。況且，兒童的牙齒並非每顆都是乳齒，孩子在 6-7 歲萌發的「第一恆磨牙」（六齡齒）就是一對終生都不會換的牙。如果在兒童時期沒能注意口腔衞生，讓糖和快速消化澱粉侵蝕牙齒，就會造成一輩子危害口腔健康的大問題。

這也是中國老年人牙齒不全率極高的原因。從小沒有養成控糖飲食的習慣，再加上清潔不到位，釀成了貽害終生的健康問題，這是提倡戒糖的重要出發點之一。當然，清潔不及時以及喝水過少都會加重這個過程；但是減少游離糖和富含澱粉的食物的攝入，是能從根源上直接切斷蛀牙「食物來源」的辦法。

父母能給孩子的禮物之一就是「一副好牙」。為了孩子一生的口腔健康，從小培養他們少吃游離糖，每天早晚刷牙的習慣就是關鍵、有效的好方法。

第 4 章

理性地戒糖，你需要的知識

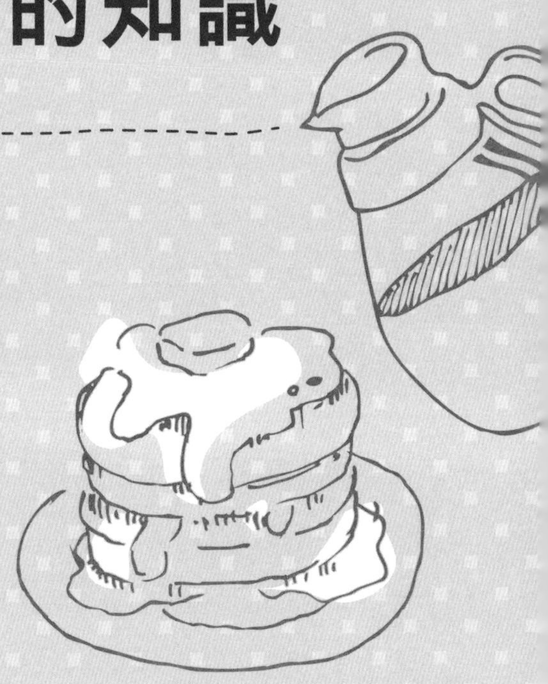

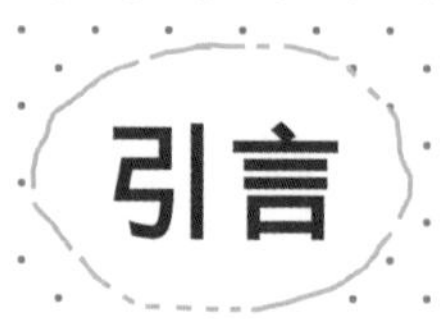

引言

既然要與內心對話才能做到戒糖，那麼第一步就是用知識做好鋪墊。雖然理性並不一定是克服人生一切困難的關鍵，但是無知往往會讓你對前路感到無所適從。在這個要點上，選擇比努力更加重要。因此你需要本書的知識和方法，而不是搖頭拒絕一切的甜蜜。

010 我們對糖為何如此偏愛？

前面説到很多過度「吃糖」的害處，包括對血糖的影響，血液流經之處甚至沒有一寸能免於其害。就像受到污染的河流對土地的傷害那樣，這是深入每個細胞的累積性損傷。因此，過度吃糖與很多慢性病、衰老、皮膚產生皺紋和失去彈性之間有可驗證的聯繫。

此外，成長中的孩子消耗糖的速度雖然比成年人快很多，但是糖依然對他們產生不可避免的副作用——從萌發第一顆牙就已經開始的蛀牙之痛，也説明了過度吃糖百害而無一利。但是為甚麼會形成「愛吃糖」這個毛病呢？這就要從甜味對人類生理和心理的刺激以及我們渴望能量的本能兩方面説起。

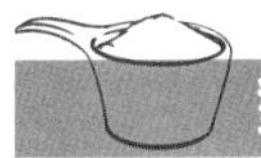

對甜味的渴求

糖在自然界的存在由來已久，牛奶中甜味非常弱的乳糖，西瓜和荔枝裏甜甜的果糖，發芽麥子裏的麥芽糖等都是天然存在的糖，也深受人類喜愛。除此之外，還有一類更豐富糖的天然食物——蜂蜜和楓糖漿，這是過去稀少和備受喜愛的天然珍品，如今卻淪為游離糖，需要和砂糖等一起受到限制。那麼到底是甚麼原因讓我們曾經對糖如此熱愛，如今卻對它又愛又恨，還需要「全民戒糖」呢？

我們會感受到「甜」，是因為糖有一種非常特殊的多羥基（氫氧基團）結構，這類結構會與我們味蕾上的一種受體結合從而產生甜的味道，而這種味道對早期的人類來講意味着「沒有毒」以及「充滿能量」。在非工業化時代，天然的甜味幾乎受每一個人本能的喜愛，因為它意味着糖這種物質的豐富，而糖又是三種有能量的營養素中最常見的一種。所以對人們來説，甜的食物就自然地與更加有價值的食物聯結在了一起，有着更深層的意義——更大機會地生存下來。

很多植物將糖富集在它們的果實中，用於吸引動物食用，好讓它們的種子隨着動物的移動和遷徙傳播到更遠的地方。正是這樣巧妙而自然的安排，讓人類成了這類富有甜味的食物的最佳「傳播者」。人類不僅食用這類野生的果實，又因為富有智慧和擁有靈巧的雙手，得到了培育和優化新物種的能力，所以這種愛甜味的本能就越來越被強化。

但是這種聯結僅僅在食不果腹、戰爭以及饑荒年代是有效的。工業化時代後，機器的發明大大提高了農業和食品生產的效率，不僅人工培育的蔬菜和水果含糖量更高，工業化還讓製糖技術和食品加工技術有了質的提升。我們驟然發現，飲食中的熱量一下子過剩了。由於世界經濟發展不均衡，依然有小部分人受到飢餓的困擾，但另一個極端卻在很多工業化國家上演，那裏的人們承受着飲食不當、能量過剩帶來的副作用，即所謂的「富貴病」。

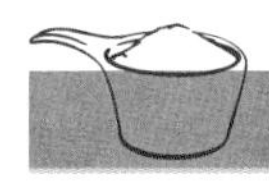

中西製糖源遠流長

糖的盛行就是「富貴病」的原因之一。西方製糖的歷史可以追溯到西元前 7 世紀，阿拉伯人入侵波斯後，發現當地人種植甘蔗並利用甘蔗汁獲取結晶的糖。在此之前，人們認為自然中的糖只有蜂蜜這種形式，而蜂蜜需要蜜蜂的工作才能使糖富集。波斯人種植甘蔗並且使糖富集的這種做法，無疑打破了人們對「甜」的想像界限——原來甜還能這麼操作！所以隨着阿拉伯人對版圖的擴張，他們也把這個甜蜜的秘密帶向了他們所到之地，包括北非和南歐。

約 11 世紀，利用甘蔗製糖的秘密才被西歐的十字軍發現，並被當作一種珍貴香料帶回西歐各國，從此給歐洲的飲食添加了一抹重要的甜蜜。而在那幾百年間，粗製的砂糖在歐洲被稱成「白色金子」，也只會出現在富人的餐桌上，那時候的甜的的確確是力量與尊貴的象徵，也是小孩子眼裏不可多得的快樂滋味。15 世紀以後，歐洲人開始進一步精製糖，那時的糖比較接近我們如今吃的白砂糖，而由於那時製糖工藝主要靠人力，白糖在英國依然被視為奢侈品。當時白糖的地位之高，與現代加工食品和飲料中白糖被用來充體積的廉價感相比，實在是天淵之別。

在中國，西周時代就已經有首次製糖記錄，那是從澱粉中水解得到的「飴糖」。中國也是生產甘蔗的大國，因此甘蔗是首要的製糖作物。而街邊的甘蔗汁也是夏日消暑好物，清甜可口，含糖量在 15% 左右，是水果原汁中含糖量非常高的一種，因此並不適合大量飲用。即使如此，甘蔗汁與精製白糖的糖水之間仍有比較大的差異，因為精製白糖水屬標準的「空熱量」，而甘蔗汁還含有少量甘蔗中的營養素，這也提示我們需要綜合看待食品品質。

甘蔗在中國的淵源和受歡迎程度自有古書記載，其中很有意思的是西漢著名辭賦家東方朔所着《神異經》對甘蔗和甘蔗汁的描述：「南方山有甘蔗之林，其高百丈，圍三尺八寸。促節多汁，甜如蜜，咋齧其汁，令人潤澤，可以節蚘蟲。人腹中蚘蟲，其狀如蚓，此消穀蟲也，多則傷人，少則穀不消，是甘蔗能減多益少，凡蔗亦然。」

先人的經驗和觀察表明，含糖量如此之高的甘蔗，多吃會傷人。反觀現在的製糖工藝，不僅要把甘蔗汁濃縮並提純，還要過濾其中的可見色素和其他雜質，僅僅保留甘蔗汁中的蔗糖。從營養和健康的角度來看，這已經不能用「吃濃縮的甘蔗」來形容了，而是吃提純的蔗糖。從東方朔的思路來看，這實屬一種嚴重不平衡的傷人舉動。

拋開蔗糖的化學結構和身體的代謝不說，僅僅是觀察我們平時吃多了甘蔗的反應，然後去讀讀古人對食用甘蔗的記錄，就能直觀地明白教科書中寫的很多道理。我向來認為營養學應當是一門充滿人性的學科，別看它的基礎是冷冰冰的生物化學、生理學、醫學、食品科學和流行病學這些可以做實驗、可以被量化的學科。它同時是一門源於一蔬一飯的生活學科，更是關心每個人的生活質量和壽命的學科，所以對生活的觀察，對經驗的尊重和對人本身的關心才是營養學的終極目標。

011

「生酮飲食」真的健康嗎？

想理性而有意義地戒糖，你必須想清楚以下 4 個問題：

- 碳水化合物在身體中有甚麼作用？
- 戒糖和限制碳水化合物有甚麼聯繫和區別？
- 碳水化合物吃多少合適？它來自甚麼食物才合理？
- 「生酮飲食」是戒糖飲食的高級版本嗎？

本部分先來解決碳水化合物的作用與生酮飲食之問題。

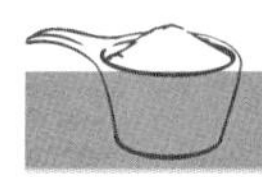

碳水化合物於體內的作用

碳水化合物對身體有很多積極作用，最常見的就是供應能量，血液裏零散的葡萄糖和肝臟中的葡萄糖鏈子——糖原都是身體短中期能量儲備的一種形式，長期儲備則是脂肪形式。所以，我們首先應該承認「糖是身體的必需物質」。接着就要破除一個誤解——我們需要吃糖。第一個問題，為甚麼說糖是身體供應能量的一部分，但是我們並非必須攝入糖呢？因為為給身體供應能量的糖並不是非要通過直接吃糖這種形式。我們吃下去的所有含有碳水化合物的物質，都會在體內轉化成某種供應能量的形式——不是糖就是脂肪（是的，相當一部分碳水化合物會變成脂肪儲存起來）。我們的身體並不像汽車那樣簡單機械，燒汽油所以喝的也是汽油。人體更像一個高度進化的生態系統，需要的是與其他動植物系統的物質和能量交換這種自然的過程。這正是人類祖先做的事情，所以我們不能因為血液裏流淌的是葡萄糖，就去吃跟葡萄糖極其類似的簡單糖。由此可簡要地回答第一個問題，我們的身體不需要游離糖，但我們的心需要它，而且這種對甜的渴望並不是一種錯。本書一直強調平衡和節制，而不是單純戒斷某一種食物。

第二個問題是碳水化合物的其他作用。除了變成供應熱量的形式之外，碳水化合物的另一個重要作用就是「提供碳源」。第一個作用已經是常識，而第二個作用可能很多人還不清楚。我們的身體是個巨大而複雜的有機體，它的框架由碳、氫、氧、氮幾種主要的元素組合而成，而其他微量元素都是在身體起到協調作用的輔酶和酶的構成部分。細胞分裂時，需要的所有細胞的結構都是從食物獲得，所以當我們需要碳骨架來充當建築細胞的瓦礫時，最省事的做法就是從食物中的碳水化合物獲取，而這也是為甚麼碳水化合物是必需的一種營養素（見圖 4-1）。

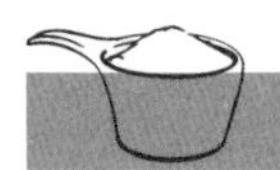

「生酮飲食」也需要平衡

「生酮飲食」是部分人出於病理原因（如治療癲癇）或在人為干預下快速減重的需要，刻意把膳食中的碳水化合物下降至一個非常極端水準的飲食法，碳水化合物甚至低至總能量攝入的 5%。這個情形相當於強迫身體進行「糖異生」這個非常費力的過程，例如一個工地需要用磚塊砌牆，工頭需要向磚廠購買，此時工頭

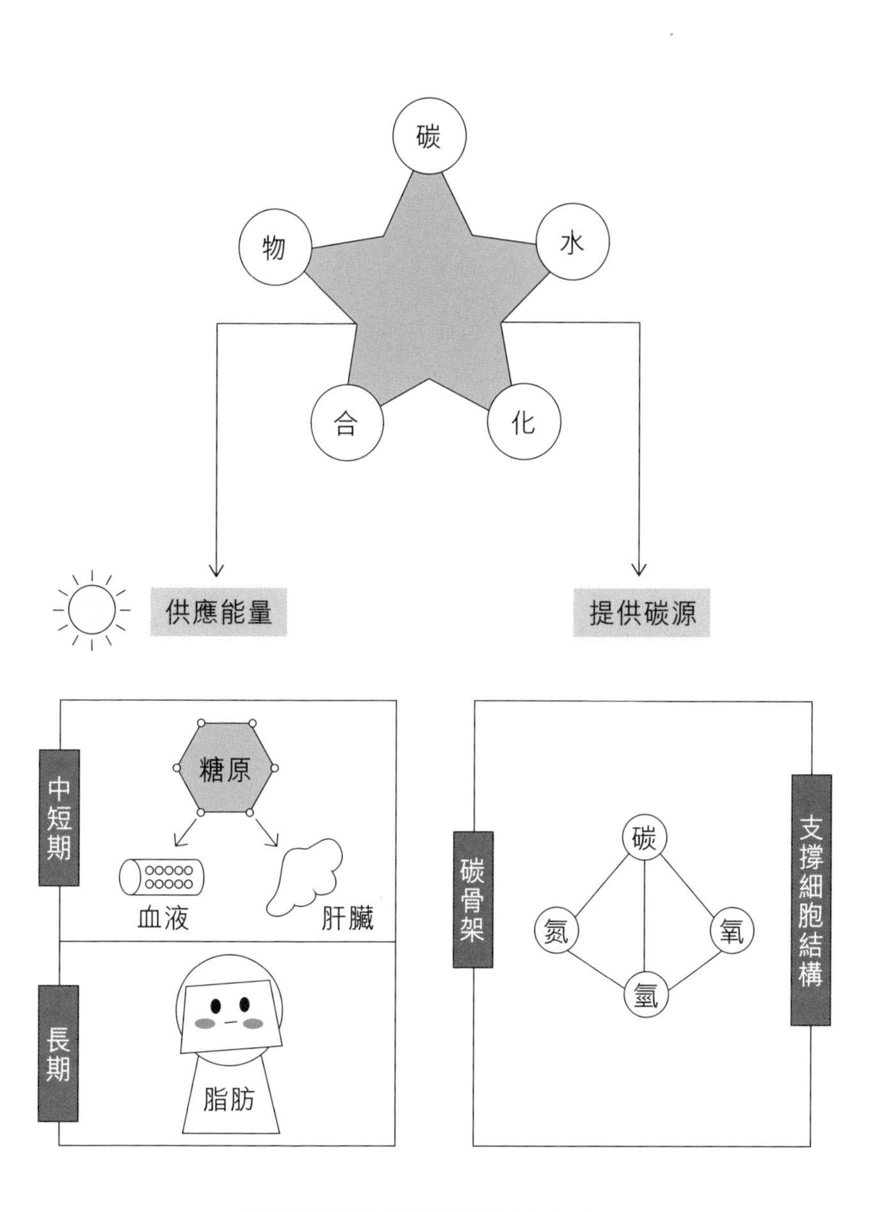

圖 4-1　碳水化合物是身體必需的營養素

覺得房子蓋得太快不安全，又懶得研究如何做質量管理，企圖用不供應磚塊的辦法逼迫工人大幅降低砌牆速度；對於砌磚工人來說，工作必須完成，於是他們非常無奈地利用手上的水泥和沙自己「造磚」，把造出來的磚用於砌牆。

這就是「生酮飲食」在我們體內產生的效應，細胞不得不利用蛋白質和脂肪強行製造葡萄糖來保證身體沒有低血糖，但這個艱難的過程會產生很多不必要的損耗。即使生酮飲食在很多的小規模實驗中被證實可有效減重，能改善部分代謝指標，但其健康獲益依然無法被全面肯定。這不僅由於它的本質是「投機取巧」，還因為大多數健康的人進行「生酮飲食」時往往無法理解「生酮飲食」也需要平衡的思路，硬生生地變成大口吃牛油、五花肉和牛扒的極端飲食。這樣違反生命運作機制的減肥，往往得不償失。

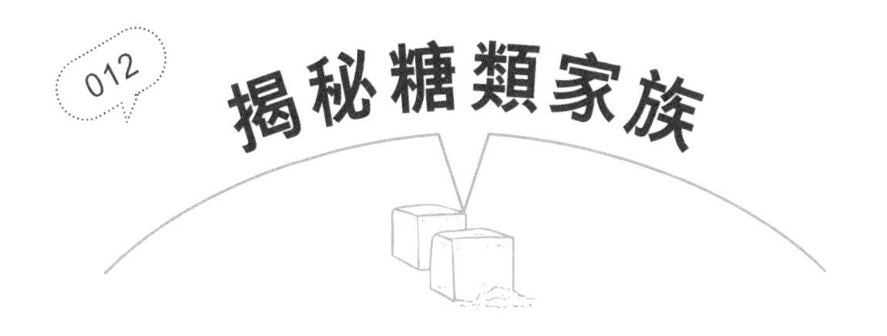

從化學上來看，糖有着多個羥基的醛類或酮類化合物，如果是獨行俠狀態，就稱之為單糖。最常見的單糖是血液中的葡萄糖，它也天然存在於水果、蔬菜；獨行俠相遇產生化學反應後成雙入對，成為雙糖，自然界中通常只有單糖和雙糖具有甜味。這類單糖和雙糖，屬於膳食中的碳水化合物，同時也非常簡單和極容易消化（變成單糖後轉化），然後以葡萄糖這種體內唯一可以直接被利用的形式進入血液，完成「融入身體」的部分，如這個過程發生過多，快於身體對血糖的清除速度，那糖對身體的傷害就產生了，而且無處不在。

我們也需要了解另一個事實，血液裏的糖並不是100%直接從食物中的糖及碳水化合物轉化而來。正如前面提及，碳水化合物對人體確實有重要的作用，但不代表我們需要刻意吃糖和澱粉。

糖的多面體

更多的單糖聚集起來通常不稱為「糖」，它們對健康的影響也可能很不一樣，後面我會進一步介紹飲食中對健康產生不良影響的「多糖」，以及其他對健康沒有負面作用甚至有利的「寡糖」和「多糖」。可見，雖然同樣是「糖」，也是碳水化合物大家庭的一分子，但是化學結構不同（見下頁圖4-2），它們在身體中的旅程竟然如此不同。

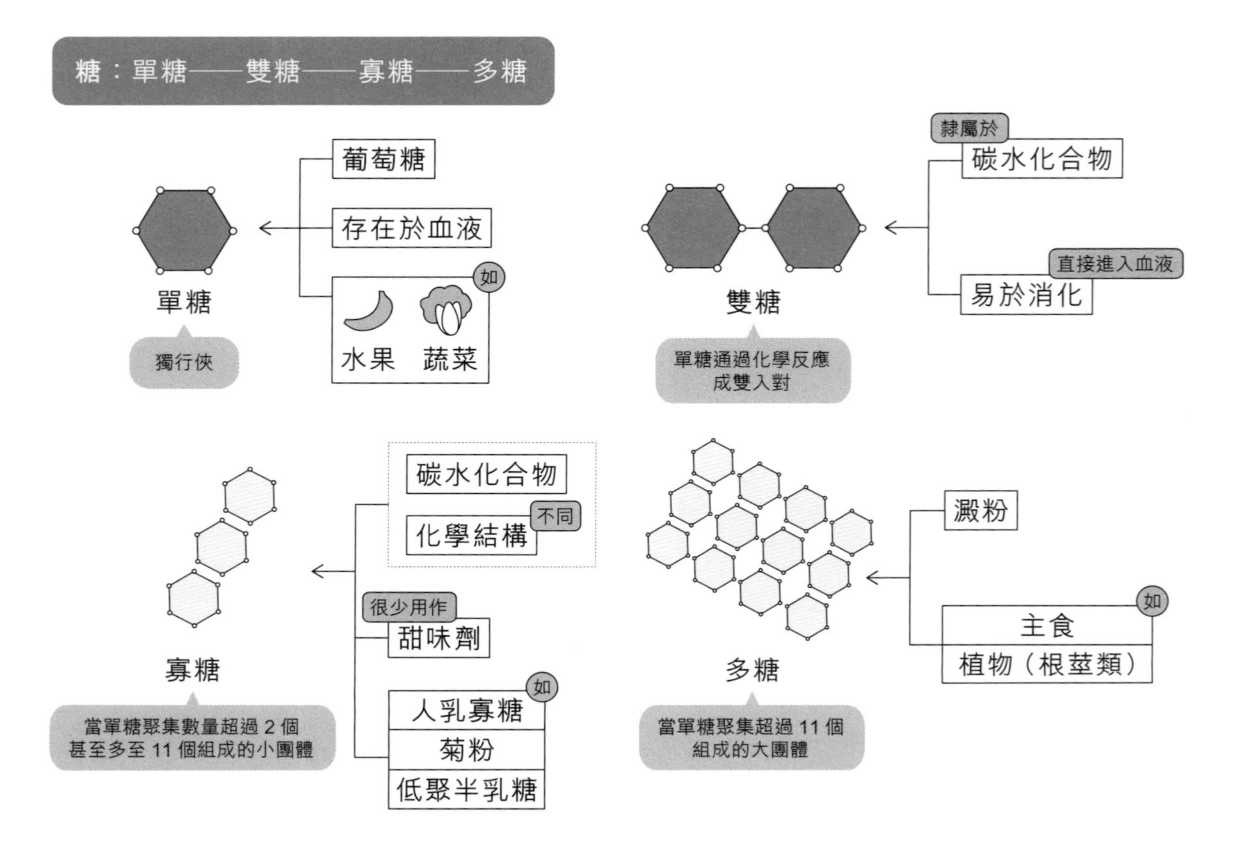

圖 4-2 單糖、雙糖、寡糖、多糖的對比

當糖聚集的數量超過兩個，如形成三糖、四糖，甚至是由 11 個單糖分子組成的「小團體」時，則被稱為寡糖或低聚糖，它們通常已逐漸失去了甜口的特點，越來越有黏糊糊的特質，所以寡糖很少被當作甜味劑的主力軍。母乳中的母乳寡糖作為常見的一種寡糖，是一類複合低聚的糖類物質。母乳寡糖是嬰兒非常重要的營養來源，能夠滋養嬰兒腸道的益生菌群，尤其是雙歧桿菌，對提高出生後的抵抗力和消化能力有舉足輕重的作用。所以對人而言，寡糖的生理供能意義通常大於單純提供熱量的意義。

其他常見的寡糖還有大家並不熟悉的低聚果糖、菊粉（也可以是多糖）以及低聚半乳糖，它們天然存在於植物中。

菊粉：來自一種叫菊苣的植物，既可以低聚果糖的形式存在，也可以由更多果糖分子串起來形成。菊粉屬多糖中的膳食纖維類，如人工採集菊粉並且利用化學方法對其水解，可以得到低聚果糖，因此它是一類複合的長鏈和短鏈混合的膳食纖維群體，目前也是食品工業裏非常熱門的甜味劑替代物。菊粉和低聚果糖並不能被小腸完全吸收進入血液，大部分未經吸收直接作為大腸中菌群的食物，它們也是天然益生元的代表，在很多功能性食物和減糖食物中已被用作低熱量的甜味劑，不僅能提供少量的甜味，也能填充食物的體積，還具有更低的熱量，是較理想的「代糖」。

低聚半乳糖：通常是牛奶中的乳糖經過人工酶反應轉化而成，也是著名的「益生元」之一，常常與低聚果糖被添加在嬰幼兒配方奶粉，模擬母乳中母乳寡糖的作用，發揮在腸道中的有益功能。

常見的這幾種寡糖因為特殊的連接方式，不能簡單地被人體內的酶切成單糖直接吸收，所以並不能被完全消化，也不會像單糖和雙糖那樣每克釋放約 17 千焦的熱量，通常只有 8 千焦熱量（數據來自澳洲及新西蘭食品安全局法規），大約為普通糖類或者人體能完全消化的澱粉熱量的一半，並非很多文章所説的完全不含有熱量。

這些特殊的碳水化合物的一部分不會被小腸消化吸收，而是隨着食物直接運送到益生菌的大本營——大腸，被寄存在人體內並發揮作用的菌群利用，這就是「益生元」的概念，所以限制糖和戒糖，往往不包括這類寡糖。相反，我鼓勵大家多吃天然的蔬菜和水果，可以發揮益生元作用的寡糖往往存在於這類食物中，而且自然生長的食物所包含的營養素也更均衡。

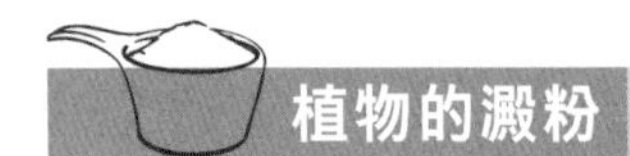

植物的澱粉

當更多的單糖手把手在一起，聚集的單糖超過 11 個，就形成大團體，即我們熟悉的多糖。多糖包含非常多種類不同的碳水化合物，具備的功能也各不一樣。在植物中最常見的多糖就是經常吃的澱粉。澱粉是由葡萄糖這種單糖，通過尋找自己的小夥伴手把手形成一條長長的隊伍，當它們在人體中遊歷時，很容易被澱粉酶打散而變回一個個熟悉的葡萄糖。當然，這並不能理解成吃澱粉和吃葡萄糖是一樣的，畢竟含有澱粉的食物也會含有其他的營養成分和抗吸收因素，與直接吃游離糖是不同。在此提醒讀者，一定要時刻保持中立而溫和的飲食觀，而不要因為抓着化學基礎不放，反而忽略了整體飲食的平衡。

澱粉可以説是植物中的能量庫，尤其對於根莖類植物而言。

根莖是植物的「種子」，在適合植物發芽時生出新的生命，而在植物生命早期，因沒有辦法通過葉綠素吸收來自太陽光能進行生長，所以根莖或穀物中以澱粉形式儲存的化學能量成了植物的生命之源。動物也擁有類似的澱粉來儲存部分能量，這就是號稱「動物澱粉」的糖原，它是動物肝臟把葡萄糖串起合成的一種物質，儲存在肝臟和肌肉作為能量的快速來源。吃新鮮肉類時，其中有部分碳水化合物以糖原的形式被我們吃下去。由於糖原消耗特別快，所以在肉製品中存量非常低，正如人體一樣，絕大部分能量以脂肪的形式長期儲存在體內。肉製品主要是由蛋白質和脂肪提供熱量。

人類自古以來都以穀物和植物根莖類食物作為「主食」，首先因為植物來源穩定；其次是因為植物的澱粉更高效地在我們體內轉化成快速釋放能量的糖原，同時維持血糖，有利恢復體力和保持精力，所以澱粉含量多的植物成了最受人類歡迎的主食。

為甚麼這類澱粉含量高的植物如今又被主流營養學詬病成致胖，和與心血管疾病相關的不良分子呢？後面的章節會具體介紹澱粉在身體究竟經歷了怎樣的旅程，它與游離糖相比有甚麼區別？它對血糖又有着甚麼影響？以及最重要的——我們該不該限制澱粉攝入。

當然，多糖的世界五花八門，而且對健康有着神秘作用。後面會涉及一些除了澱粉之外的多糖的介紹，如纖維素這種不被人體消化，被喻為「食草動物的澱粉」的多糖，還有各類植物多糖——被很多資料和媒體描述成「具有特殊抗慢性病功效」的成分。它們到底在人體中發揮着怎樣不同於澱粉的功效？

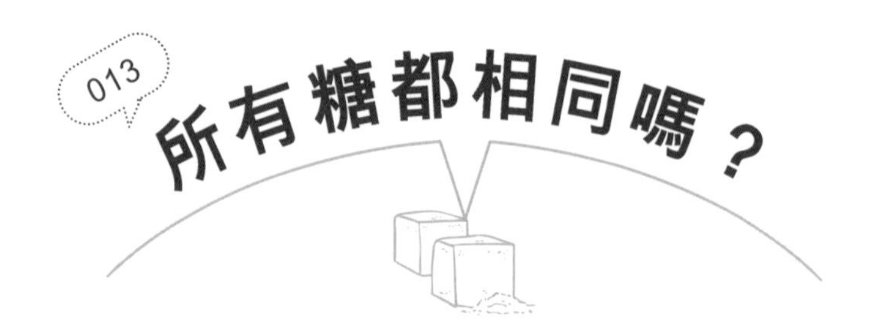

013 所有糖都相同嗎？

前文闡述了簡單糖（包括單糖和雙糖）、寡糖（3-11 個單糖）和多糖（11 個單糖以上）的幾種化學結構。拋開這些複雜的化學結構不説，我直接回應大家心裏的疑問：我們經常吃的各種糖有區別嗎？有沒有哪種糖多吃不胖而且還很健康？

首先要澄清的是，身體的通用貨幣是葡萄糖。葡萄糖是血糖的唯一形式，也是我們短期儲存能量糖原的唯一鏈子的組成單元，所以直接吃葡萄糖是吸收效率最高的。我們平常打點滴用葡萄糖溶液，是因為這相當於直接給我們的血液補充能量，是一種高效而直接的「充能」形式。在這裏我需要闡明的一個觀點是，正因為身體通用能量的一種形式是葡萄糖，而利用葡萄糖的過程又需要很多「部門」和「材料」一起協調工作，所以碳水化合物是維持身體營養素平衡必需的一種營養素。但現在很多對營養學並不太了解的人誤解成「澱粉和糖是我們必需的養分」，形成一種先入為主的偏頗飲食思維，而「需要碳水化合物」和「需要糖與澱粉」是兩個完全不同的概念。

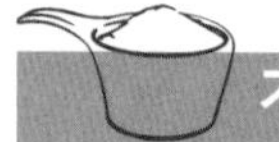

不同糖的不同效用

其他形式的單糖、雙糖和多糖，則統統需要分解（把雙糖和多糖拆開成單糖）才能被人體吸收。無法拆分的通常被認為是「不可消化」，作為一種膳食纖維或益生元，抑或是「功能性多糖」在體內發揮其他作用，這也是目前我們認知最少的那部分糖的作用。而能夠拆分的那部分糖通常起到供應能量的作用，在拆分後，身體會根據單糖的不同類型直接「燒掉」。如果說葡萄糖像酒精一樣可以點燃，那麼果糖可能就是煤油，而半乳糖是柴油，牛奶的乳糖是紙張，甘蔗的蔗糖是棉花。三糖的棉子糖則是塑膠玻璃，多糖的纖維素是石棉，它們都是不完全可燃的材料，所以無法提供那麼多熱量（嚴格來說仍有部分熱量）。

所以「非主流糖類」是為身體添磚加瓦（比如說構成核糖），也是直接或間接被轉化成葡萄糖後融入身體大循環再被燃燒掉，又或是作為一些無法被分解的材料進行特殊功能。總之它們或許是燃料，又或許是身體的建築材料，都會在體內發揮作用，這就是我們需要碳水化合物的堅實理由，也是反駁「我們需要糖與澱粉」的理由。

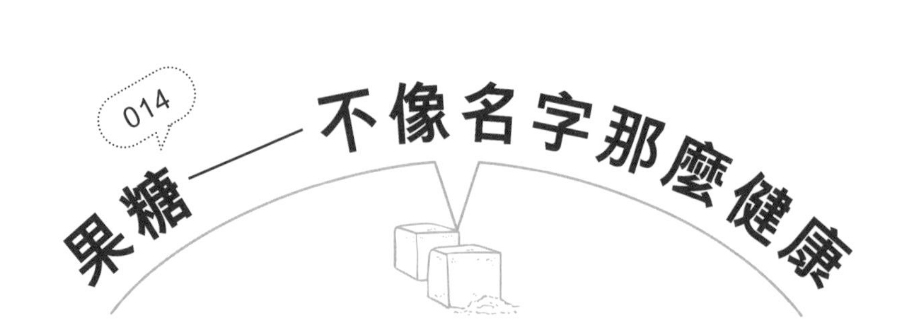

014 果糖——不像名字那麼健康

簡單糖是我們需要盡力避免攝入的，因為無論是單糖或雙糖，都會在體內很快被吸收然後釋放入血液，對血糖產生非常負面的影響，但其中有一種簡單糖需要我們額外注意，那就是大名鼎鼎的果糖。

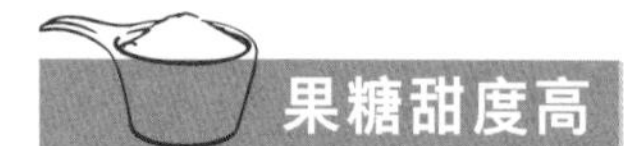

果糖甜度高

果糖的名字非常好聽，再加上商家喜歡用更好聽的名字——結晶果糖，它搖身一變彷彿成了水果中晶瑩剔透的天然糖。但我們要真正認識它，就不能靠這種模糊的感覺來判斷。果糖之所以叫果糖，的確是因為在水果中發現它的身影，如西瓜清涼的甜味的主要來源就是果糖，荔枝也是果糖含量較高的一種水果。果糖的甜度約是蔗糖的 1.4 倍，而且有着在低溫環境下更甜的特性，所以很多冷飲和果汁喜歡用更甜的果糖代替蔗糖，因此果糖含量高的甜味劑——高果糖漿（High-fructose corn syrup，製作成本極低）成了絕大多數甜飲料首選的甜味劑。果糖還有個特點，就是不能非常快地轉化成葡萄糖，吃下去後對血糖的作用非常溫和，但這種溫和作用並不是單純地對身體友好，而是通過另一個機制讓肝臟付出代價。我們需要謹慎對待，尤其是糖尿病者，不應該為了這點好處而隨意選擇果糖作為代糖。

對果糖的正確認識是，它是一種天然存在於很多水果中的簡單糖，並不比白砂糖的熱量低，也沒有其他水果的營養優勢，把它當作一種普通的糖更加合理。它唯一的優勢是甜度比較高，而且隨着溫度降低更甜，因此可以在冷飲或冷藏甜點中使用更少果糖代替必須添加的砂糖來減少總糖量；但是這個做法不適用於果糖不耐受、尿酸偏高、肝臟功能受損和脂質代謝異常的人群。

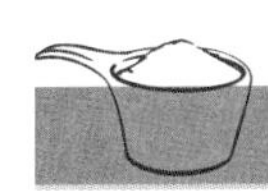

果糖需肝臟轉化

這裏更深入介紹的是，果糖有特殊的代謝途徑。果糖和葡萄糖存在結構上的差異，雖然它也是一個單糖分子，但是無法直接被細胞利用變成能量。果糖需要經過身體最強大的代謝器官——肝臟的轉化，被磷酸化後進入葡萄糖的代謝循環，作為「葡萄糖的中間產物」。它可以反向變回葡萄糖的形態，被肝臟當成糖原暫時儲存起來，這取決於我們身體能量的充裕程度。這個過程特別挑戰肝臟的轉化能力，在果糖攝入適當的時候，肝臟能應付自如地轉化和燃燒果糖；如果糖攝入過多，會造成肝臟轉化壓力過大。

同時肝臟不僅是果糖的轉化場所，還是最活躍的脂肪合成場所。不同於過量攝入葡萄糖時，身體可迅速把葡萄糖釋放入血液然後被細胞利用（這是胰島素的功能），大量的果糖只能待在肝細胞，而且果糖本身沒有任何儲存機制，一旦進入肝細胞就只有被轉化的結局。而且這個轉化過程不會因為轉化的產物太多而停止（即沒有負反饋機制，細胞不會告訴你它太飽了）。如果這時候身體還不缺能量的話（吃果糖過量的人一般不太會缺乏能量），那麼果糖便不會往糖異生方向走，而是在變成脂肪的路上愈走愈遠，因為身體感知到「既然不缺能量，那就存起來」！肝細胞拼命加工果糖，很多果糖在細胞裏變成甘油三酯（傳説中的脂肪），這也是非酒精性脂肪肝的形成原理。在這個轉化過程中，肝細胞因為過度加工引起能量損耗（肝細胞也會累），所以沒有力氣製造蛋白質（肝還負責蛋白質合成）。蛋白質的生產線因為能量不足而產生很多半成品——腺苷一磷酸，又經過一番折騰，腺苷一磷酸就變成了臭名昭著的尿酸。

果糖與尿酸

說到這裏我們才愕然發現，過度吃果糖與尿酸升高也有關係。這就是為甚麼對有高尿酸血症，甚至痛風患者，醫生需要叮囑他們減少高嘌呤食物的攝入之外，還要加一句少喝甜飲料。果糖太多導致蛋白質生產線停工後會引發尿酸升高，從而加重身體對尿酸的代謝障礙。

話說回來，果糖繼續生產後變成脂肪，是因為把脂肪從肝細胞運送時需要交通工具——低密度脂蛋白（LDL），它們專門負責把「新鮮出爐」的甘油三酯從肝細胞運到血液中給細胞供能或被脂肪細胞儲存。如果體內果糖過多，這種交通工具通常會不夠用，正如演唱會後大部分人截不到車回家。這樣，肝細胞無奈地成了臨時儲存脂肪的場所，短時間儲存還能緩過來，慢慢地等交通工具來接甘油三酯並運走，導致的脂肪肝是可逆的；一旦每天把含果糖的飲料當水喝，相當於給肝細胞永遠接不完的甘油三酯原料，那脂肪肝就變成「永久性脂肪肝」了。這提示我們——果糖過量造成的危害遠遠超過熱量過剩本身。

不要因為「果糖不升血糖」、「果糖用量更少」等所謂的小甜頭而大量攝入果糖，要借助知識全面知曉果糖的利與弊，既不把它當毒藥，也不把它當成更好的糖。

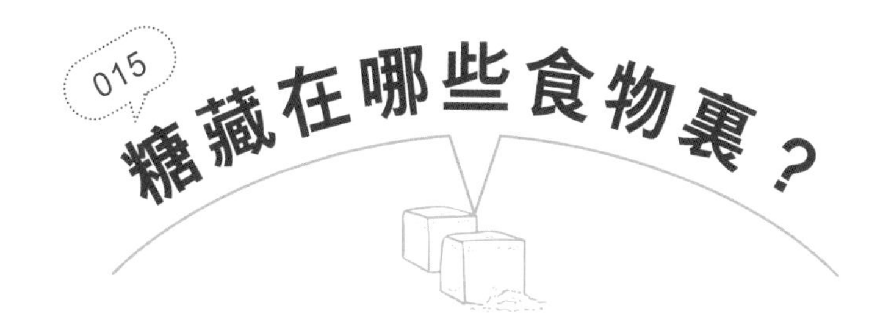

015 糖藏在哪些食物裏？

要想戒糖，知道糖藏在哪些食物是必不可少的。其中我們需要先區分天然食物和加工型食物，才能安排好我們的飲食，不至於不看綜合營養評分，用一刀切的辦法戒掉某類食物。

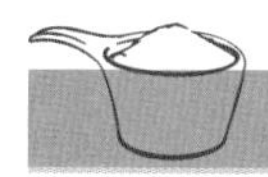

加工型食物中的糖

澳洲悉尼大學在當地進行的流行病學現況調查發現，在澳洲的成年人中，游離糖來源較多的食品主要有：

1 含添加糖的飲料
2 糖果及甜醬
3 烘焙類甜品
4 早餐麥片類主食
5 含糖乳製品①

雖然這個調查説明的是外國的情況，但可以很容易判斷這情況也非常適用於中國及很多其他國家。含添加糖的飲料包括各種汽水、果味飲品、含糖的茶飲料，以及添加糖的奶茶。以上的第5類實際上也屬「喝下去的糖」。它們的危害這麼大，不僅可以從配料表看出它們貢獻了我們攝入最多的糖，而且液體食物幾乎

註：① Lei L., Rangan A., Flood V. M., Louie J. C. Y. Dietary intake and food sources of added sugar in the Australian population[J]. British Journal of Nutrition, 2016, 115 (5): 868-877.

不佔用胃容量，不會增加我們的飽腹感，會讓我們在不知不覺的情況下喝下過多的糖。這也是為甚麼這些液體甜飲料佔據了幾乎50% 的游離糖來源。

我們在戒糖時首先要做的就是——不要把糖喝下去。

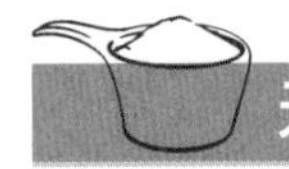

天然食物中的糖

我們平時常說的糖，其實主要指常見的蔗糖——甘蔗或甜菜頭中大量存在的天然糖。它是一種雙糖，由一分子果糖和一分子葡萄糖組成。它的甜度是自然界中比較高且沒有任何雜味，因此特別受歡迎。除了最初發現的蔗糖來源甘蔗之外，甜菜頭也含有大量蔗糖。而其他天然食物中含有的糖通常是複合成分，也就是說，它們是一類混合了各種簡單糖，還有少量寡糖和多糖的綜合碳水化合物系統。

自然界的食物中，含有最多糖分的自然是甜甜的水果。下表是中國常見水果及果乾的總碳水化合物數據（見表 4-1）。因為中國沒有普及對食品的總糖量進行普遍測量的方案，所以目前在市面銷售的食品，以及用以參考的《中國居民膳食營養素參考攝入量（2013 版）》也沒有單獨列出總的簡單糖量，而只有總碳水化合物含量。

把不溶性膳食纖維含量從總碳水化合物含量中減掉，就得到了簡單糖以及澱粉的總量，由此我們可以大致判斷出一種水果或果乾中含有的快速消化碳水化合物量。

表 4-1　常見水果和果乾的碳水化合物含量及不溶性膳食纖維含量

水果或果乾（100 克）	碳水化合物含量（克）	不溶性膳食纖維含量（克）
杏脯乾	83.4	4.4
桂圓乾	73.5	2.0
棗乾	67.7	6.2
柿餅	62.8	2.6
椰子	31.3	4.7
鮮棗	30.5	1.9
芭蕉	28.9	3.1
大樹菠蘿	25.7	0.8
沙棘	25.5	0.8
山楂	25.1	3.1
香蕉	22	1.2
人參果	21.2	3.5
雪梨	20.2	3.0
紅石榴	19.4	4.9
柿子	18.5	1.4
荔枝	16.6	0.5
桂圓	16.6	0.4

水果或果乾（100 克）	碳水化合物含量（克）	不溶性膳食纖維含量（克）
鴨梨	16.5	5.1
無花果	16.0	3.0
奇異果	14.5	2.6
香玉蘋果	14.7	1.8
罐頭桃	14.7	0.4
黃桃	14.0	1.2
金橘	13.7	1.4
富士蘋果	12.3	0.9
桃	12.2	1.3
葡萄	12.1	1.0
柑橘	11.9	0.4
橙	11.1	0.6
柚子	9.5	0.4

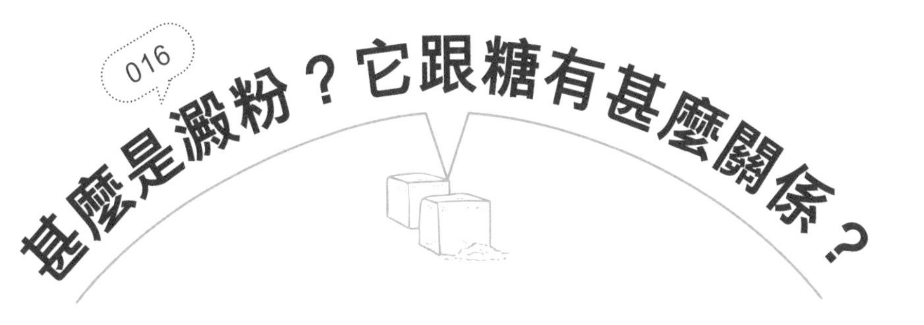

澱粉由葡萄糖這種單糖聚集而成，是植物的根、種子和果實用來儲存能量的形式（見圖 4-3）。動物會在不需要的時候把游離的葡萄糖儲存起來，那是肝臟和肌肉裏的糖原。

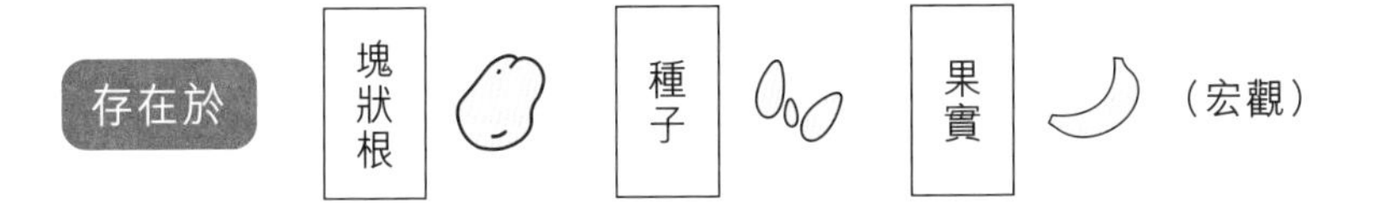

圖 4-3　澱粉的儲存形式

澱粉的不同形式及變化

我們可以理解為所有的碳水化合物其實都是「糖」以某種方式連接一起，組成長長的鏈子——直鏈澱粉，常存在於吃起來口感更清爽的穀物裏（如粳米），或織成一張網，成為吃起來特別黏稠的支鏈澱粉，存在於糯米這類吃起來很軟糯的食物裏。雖都屬碳水化合物，是澱粉的不同形式，但它們被人體消化的程度和速度卻不一樣（見下頁圖 4-4）。

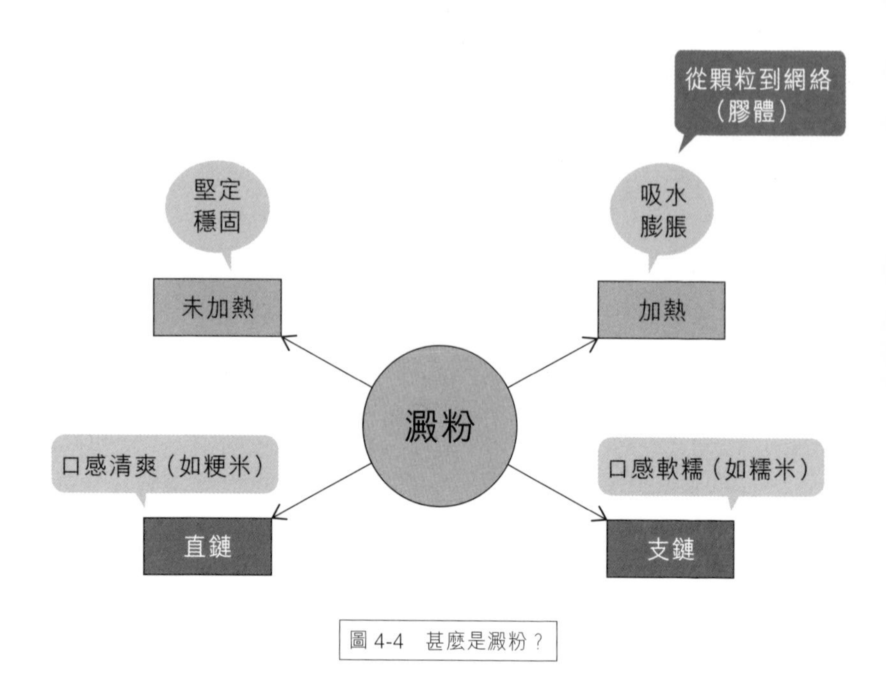

圖 4-4　甚麼是澱粉？

澱粉這種碳水化合物存在於絕大多數植物的塊狀根（薯類）、種子（豆類）以及果實（香蕉）中，但是它們可不是游離地存在於植物的細胞裏，而是結合成了團塊——澱粉顆粒，在植物沒有被加熱的狀態下是堅固而穩定的，就像生的大米和燕麥。一旦加水煮熟，澱粉在這個過程中開始吸收水分，並且受熱膨脹擠出了小小的家，因為脫離了原來澱粉顆粒的狀態，交成一種類似膠體的澱粉網絡。我們吃的熟大米、熟麵條、熟薯類軟軟而粉糯的質地就是澱粉糊化後的結果。

但並非所有澱粉都糊化成同一種質地，如燕麥這種含支鏈澱粉比較少的穀物，煮熟後也不會太粉糯，而是保持一定的堅硬口感，那是因為澱粉的「社交」網絡並不太活躍。這個過程與我們消化澱粉的速度有非常大的關係，愈是交聯豐富、口感軟糯的澱粉系統，愈容易被我們體內的澱粉酶迅速打散然後消化成簡單糖。而「社交」不太活躍的澱粉系統，因為暴露在消化液中的體積更小，澱粉酶也就沒那麼容易介入，所以很多直鏈澱粉沒被徹底消化就離開了身體，並沒有「發揮餘熱」，結果我們吸收了更少的熱量，血糖也因此受影響更小。

不僅支鏈澱粉和直鏈澱粉糊化的結果差別很大，其實溫度對澱粉分子的「活躍度」也有很大的影響。在高溫的時候，澱粉也更加熱衷於互相交聯，所以熱乎乎的番薯那麼軟糯，剛烤出來的麵包口感如此蓬鬆；一旦溫度下降，澱粉會迅速失去社交的興趣，蜷縮起來，重新回到自己堅固的外殼裏。這就是為甚麼壽司飯糰（通常是冷的）吃起來有彈性，冷卻後的麵包不再蓬鬆而是變硬、變韌。在溫度降低的過程中原本打得火熱的澱粉重新「回生」，所以與熱乎乎的澱粉相比，重回「高冷」狀態的澱粉更加不容易消化，熱量也會相對低一些。

壽司飯糰更難消化，實際熱量確實比等量的熱米飯少，是因為其中很多「回生」的澱粉沒那麼容易完全轉化成葡萄糖繼而被消化。雖然這個結論並不是鼓勵大家吃冷米飯，但是可以給讀者提供的思路是，澱粉的種類和溫度都與消化速度和進入人體後對血糖的影響有直接關係，所以想控制血糖、體重的話，需要注意膳食中不能有過多「熱乎乎的粥」、「烤好的番薯」、「鬆軟的麵包」這類澱粉高度「活躍」（糊化）的食物。即使我們一點游離糖也不吃，身體裏也會充滿這些澱粉分解的糖。

你可以想像，吃一碗溫熱的糯米粥，腸胃幾乎不用任何的動力，就能讓這碗粥順着消化道一股腦地「溜」下去，其中糊化的澱粉會與消化液當中的澱粉酶充分接觸，然後被分解成一個個葡萄糖進入血液，這和直接吃游離糖差別並不大。

明白了澱粉的結構、分類和在食物中的變化形態之後，我們可以將澱粉理解為手把手的葡萄糖分子形成的網絡或鏈子。日常膳食中過高的澱粉比例，尤其是軟糯、易消化的食物，實際上相當於多吃了一部分游離糖，對戒糖起到的完全是副作用。

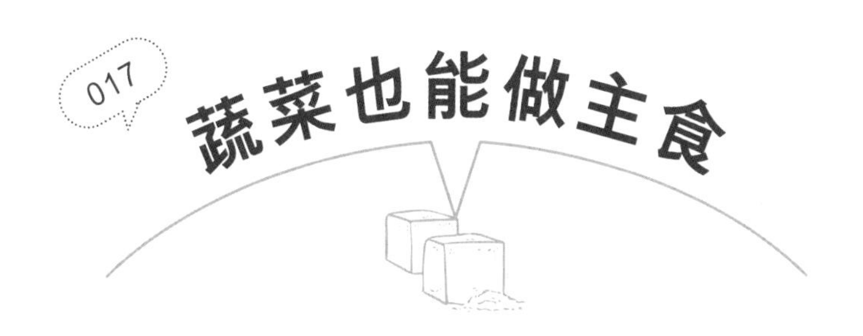

017 蔬菜也能做主食

既然我們需要控制富含澱粉的食物的攝入總量，那麼仔細了解哪些食物富含澱粉就是非常重要的日常功課了。

由於大多數水果都以簡單糖為主的碳水化合物，因此這裏只比較蔬菜中的碳水化合物含量，用總碳水化合物含量減去不溶性膳食纖維含量，可粗略估算澱粉的含量（見表 4-2）。

表 4-2　常見蔬菜的碳水化合物與不溶性膳食纖維含量

常見蔬菜種類（100 克）	碳水化合物含量（克）	不溶性膳食纖維含量（克）
根菜類		
白蘿蔔	5.0	1.0
紅蘿蔔	4.6	0.8
芥蘭頭	7.4	1.4
甜菜頭	23.5	5.9

常見蔬菜種類（100 克）	碳水化合物含量（克）	不溶性膳食纖維含量（克）
鮮豆類（主食類蔬菜）		
扁豆	8.2	2.1
蠶豆	19.5	3.1
刀豆	7.0	1.8
豆角	7.4	2.6
荷蘭豆	4.9	1.4
芸豆	7.4	2.1
青豆	21.2	3.0
豆角	5.9	2.3
茄果 / 瓜菜類		
茄子	4.9	1.3
番茄	4.0	0.5
甜椒	5.4	1.4
冬瓜	2.6	0.7
南瓜	5.3	0.8

常見蔬菜種類 （100 克）	碳水化合物含量 （克）	不溶性膳食纖維含量 （克）
薯芋 / 塊根類（主食類蔬菜）		
山藥	12.4	0.8
芋頭	18.1	1.0
菱角	21.4	1.7
蓮藕	16.4	1.2
馬蹄	14.2	1.1
百合	38.8	1.7
沙葛	13.4	0.8
粉葛	36.1	2.4

可以看到，我在其中兩類——鮮豆類、薯芋 / 塊根類後註明了可作為主食類蔬菜，這正符合我長期倡導的「蔬菜主食化」的概念，也是我稍後給大家介紹的「567 飽腹法」中一個重要原則。

從以上表格可清楚地看出，很多鮮豆類和薯芋類蔬菜的可消化碳水化合物含量實際上已經超過 10%（在新鮮含水分的食物中，10% 的含量算是比較高）。所以讀者一定要釐清頭腦中「只有米麵才含有碳水化合物」的固執偏見，盡情擁抱各種澱粉含量高的蔬菜，讓它們成為你的主食，你會發現餐碟和腸胃裏都是一片新天地。

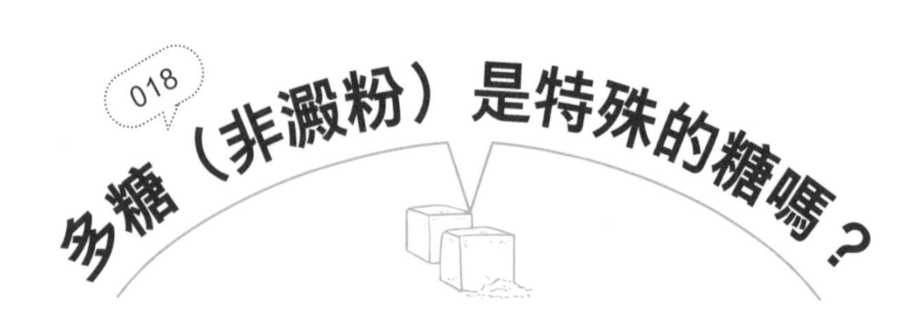

除了澱粉之外，不同的簡單糖在一起還會形成甚麼？這就是目前食品科學和營養學界共同研究的一個熱門話題——植物多糖的研究。

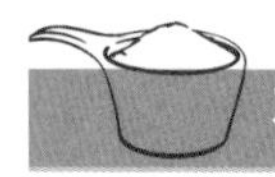

不一樣的植物多糖

哺乳動物身上除了糖原之外沒有其他形式的可消化多糖，所以多糖研究主要針對植物。植物多糖與澱粉、纖維素不一樣，澱粉是葡萄糖的不穩定大家庭，不僅容易被酶瓦解，而且吸收速度堪比簡單糖。果膠、半纖維素和纖維素則是另一類比較特立獨行的碳水化合物，雖然也屬葡萄糖大團體，但是它們用的是一種更加牢固的聯結方式，因為它們肩負的重任是形成植物筆直的腰幹——「植物的骨幹」。甚至連參天大樹也是一點點靠這樣的木質素（多糖的一種）撐起來，它們不僅聯結牢固，而且能對抗人類消化液中特定的澱粉酶。人類是不能靠吃草過活，因為這類纖維素並不能給我們提供能量，而食草動物可以依靠吃草獲得能量。為甚麼牛和羊天天吃素卻有這麼多「肥羊卷」、「雪花牛肉」產生？那是因為飼草中有豐富的纖維素、半纖維素這類比較粗糙的碳水化合物。牛、羊這類動物可依靠自己第一個胃的微生物長時間發酵來消化這類纖維素，從而帶來用於供能的簡單糖。這個過程非常像人類的大腸對膳食纖維的發酵，只是順序剛好相反，所以食草動物可以在纖維素發酵後重新吸收這部分熱量從而長得壯實，甚至讓「雪花肉」層出。人類大腸已經是消化系統的末端，能被重新吸收的能量已經來不及回頭，所以膳食纖維尤其是纖維素這類不溶性膳食纖維對人類來説，供能的意義非常小，更多的是對腸道蠕動和微生物菌群健康的益處。

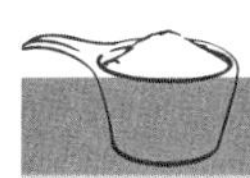

順應自然的飲食

腸道微生物菌群的生物多樣性在此就不説了。它們是完整的生態系統，數量之龐大也遠遠超過我們自身的細胞，所以我們的身體與它們對物質的代謝和分解的能力相比並不是一個級別的選手。它們自然也是掌控了我們的大腸，它們的健康幾乎等於我們的健康。遠超目前主流認知的是，腸道菌群不僅是調控消化——當你肚瀉或消化不良時，很可能是它們內訌，還會利用食物中小腸無法完全消化的部分，生成丁酸這類少見的短鏈脂肪酸。這些名副其實的小分子物質，可以不經過肝臟直接在腸道細胞參與生理活動，就如在腸道與大腦之間傳遞秘密資訊（所以説腸子是「第二大腦」）。而且，這類小分子脂肪酸還能作為免疫力的使者參與身體抵抗外界侵擾的過程，對提高我們腸道的防禦能力有幫助。目前還有研究指出，它們與影響糖尿病的重要激素——胰島素也有密切的關係，這就是為甚麼過去人們大量吃粗糧卻沒那麼容易得糖尿病，而現代人吃的都是精細的碳水化合物，卻容易產生胰島素抵抗。粗糧中的膳食纖維對血糖的上升有抵抗作用，而精製穀物則失去這種天然的緩衝作用，因此後者直接讓身體暴露在危險中。

從這個角度我們也可以看出，所有動物在進化的過程中都是順應自然的食物供應而來，畢竟我們是因為適應而有了生命，同時生命本身也是為了更加適應環境。由此可知，人類若想獲得自然的恩典，要長壽、要健康、要自在地存活，順應自然的飲食是一個重要的環節。這樣我們就能很容易地理解為甚麼單純地吃精製的白糖、提純的油，還有加工過的蛋白粉，再服幾片複合維他命依然也未能活得很舒服，因為生命的由來並非如此，自然也不會是我們要進化的方向。

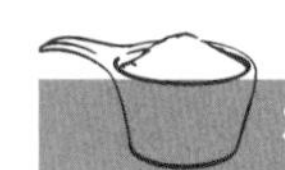

植物多糖的健康優勢

除了這類植物細胞壁裏的硬質結構，還有一類具有活性的多糖值得我們關注和探索，它們是存在於植物中的極為複雜的體系之一。它們是由不同單糖組成的複雜結構，所以只要某些單糖不一樣，組成的多糖就會千變萬化。在單糖手把手形成一級結構後，由於自身的吸引力或排斥力，它們會繼續盤旋、跳躍，然後形成二級、三級、四級結構，這就是從氨基酸到蛋白質形成的過程。植物多糖的確非常像蛋白質，有着複雜的平面和立體結構，展現了生態的多樣化。我長期鼓勵大家多吃蔬菜、水果、豆類這些植物性的食物，其中很重要的原因就是它們有着我們目前還沒有揭秘的很多健康優勢，比如含有大量多糖。

目前我們對多糖的研究還處在相對初級的階段，除了上述幾種膳食纖維之外，還有一類被發現有特殊功效的活性多糖——枸杞多糖、茯苓多糖、香菇的多糖都是這類結構複雜而功能並未完全被人類知曉的物質。還有具有黏性的銀耳多糖，所以銀耳在熬煮、冷卻後會形成「膠凍狀」，很多人誤以為這類膠凍就是皮膚下的膠原蛋白，因此銀耳莫名其妙地背上了美顏的重擔。其實這些膠凍是銀耳多糖，既不是蛋白質，也不太可能對我們皮膚的膠原蛋白發揮甚麼特殊的作用，所以不要再覺得植物的膠凍能讓臉變得水嫩。由於局限性，目前大多數植物多糖的研究僅僅止步於動物實驗和體外試驗，並不能很成熟地被廣泛應用。我們最好的策略依然是，盡可能攝入多種天然的食物，讓這些複雜的多糖以溫和的方式應用於身體，因為它們含有的營養價值各不相同。

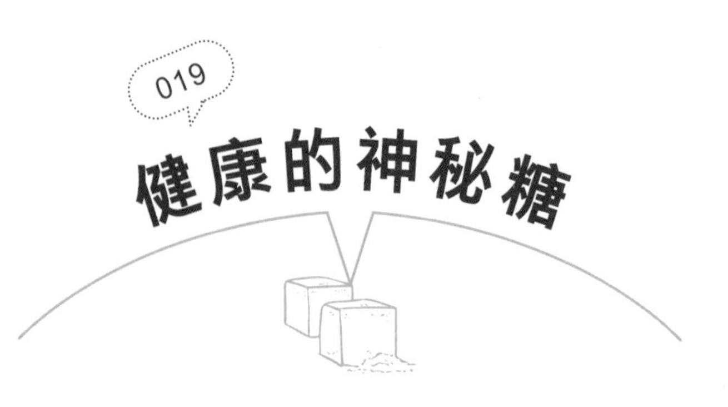

說了各種類型的碳水化合物，其實還有一類鮮為人知也並不為科學界廣泛研究的糖。它們在化學分類上甚至是一類單糖，也有類似白砂糖甜甜的味道，只是由於結構與葡萄糖不一樣，無法被當作合適的「燃料」給身體供能，所以這類糖目前也是低熱量和低碳水化合物食物的熱門替代品。

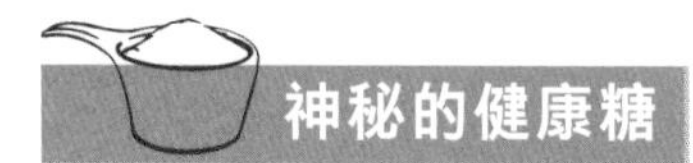

神秘的健康糖

嚴格來説，它們並不能叫作代糖，因為它們本身也屬簡單糖的範疇，甜度與蔗糖很類似，而且能增加食物的體積和吸水性。它們和代糖最大的區別在於熱量以及對血糖的影響程度，所以這類型的特殊糖有一個令人困惑的名字——更健康的糖。

這類糖包括哪些呢？例如塔格糖（Tagatose）、海藻糖（Trehalose）、木糖等，既是簡單糖又有熱量的糖。它們之特殊是因為非常昂貴、獲取方式有限，而且成本高，通常比較稀有，因此不會大規模流行起來代替蔗糖，但它們各有各的本領，所以在部分食物中也會存在這些神秘糖的蹤影。

1. 塔格糖（Tagatose）

是一種與果糖非常像的糖，它會天然存在於某些微生物中，非常稀有。加熱的牛奶會有非常少量的塔格糖，由牛奶中的乳糖受熱分解轉化而來，所以我們基本上不會從自然界中吃到太多塔格糖。在加工食物，一些廠商會使用塔格糖作為代糖，原因是它的特殊結構以及它在體內的血糖效應。塔格糖與果糖只存在一個區別，就是那一點區別造成它被肝臟轉化吸收的效率稍微低了一些。根據歐洲食品安全局的推薦方法估算，塔格糖的熱量大約是葡萄糖的75%。因為代謝方式與果糖相同，吸收進去的那部分塔格糖對血糖的影響不太明顯，可以用少量塔格糖代替白砂糖，作為熱量更低且對血糖更友好的代糖。可是，讀者會發現這一點點的區別實屬杯水車薪，所以也不能認為塔格糖就是適合糖尿病者的糖，更不能覺得它是低熱量、吃不胖的糖。塔格糖終歸是糖，也是精製、提純的不自然能量的產物，用對待糖的態度對待它才是明智的。

2. 海藻糖（Trehalose）

如今海藻被商業化賦予了很多印象——水潤、富營養、富活力，但海藻糖的真實來源和化學基礎可沒那麼漂亮，現在我們能接觸到的海藻糖基本上是從澱粉水解過程中獲得。而且海藻糖的結構十分普通，就是由平平無奇的兩個葡萄糖分子連在一起，沒有還原性的糖，依然有着與蔗糖類似的熱量和血糖效應，所以它並不是所謂的代糖，而是名副其實的糖。為甚麼它還經常被用在食品呢？因為它具有極強的保水性能，海藻糖存在於海藻、一些耐旱植物及真菌類生物體內，用以保存水分，這個「保水小能手」自然被需要水潤口感的食物（如蛋糕）視為珍寶，由此產生了使用更加珍貴海藻糖的需求。這並不出於健康的考慮，純粹因為口感而已。許多護膚品也將海藻糖運用在保濕上，全面發揮它真正的潛能。

3. 木糖

這是鮮為人知的一種單糖，注意木糖與常見的木糖醇並不一樣。木糖醇是糖醇，嚴格來説不屬糖類，代謝途徑和糖也不一樣，所以我會放在代糖的部分再説。木糖是一個五碳單糖，它的特殊之處在於它不能被小腸吸收或轉化成葡萄糖作為燃料供能。而與膳食纖維非常像的是，木糖會被大腸中的雙歧桿菌等有益菌發酵利用，讓這些有益菌更加繁盛。相反，對於很多有害菌群（如大腸桿菌的致病菌）來説，木糖則不是它們的口糧。這麼一來，木糖是用來維護腸道有益菌群的生命力。只是木糖雖是植物中成分最豐富的一類糖，但它的甜度相當弱，大約只有同等質量蔗糖的40%。這意味着我們想獲得同樣的甜度，大約要用 2.5 倍蔗糖質量的木糖，在食品工業裏則需要增加極大的成本，更不用説木糖價格本身就比較高了。

另外，木糖是一種還原糖，有着比蔗糖的分解物強得多的「梅納反應（Maillard reaction）」，它在很多熱加工的食物（烘焙、糖果）中會產生非常濃厚的深棕色和焦糖口感，這種反應過度也不利於食物的感官評價，所以在食品界還是甚少應用。

第 5 章

戒糖第一步：讀懂食物標籤

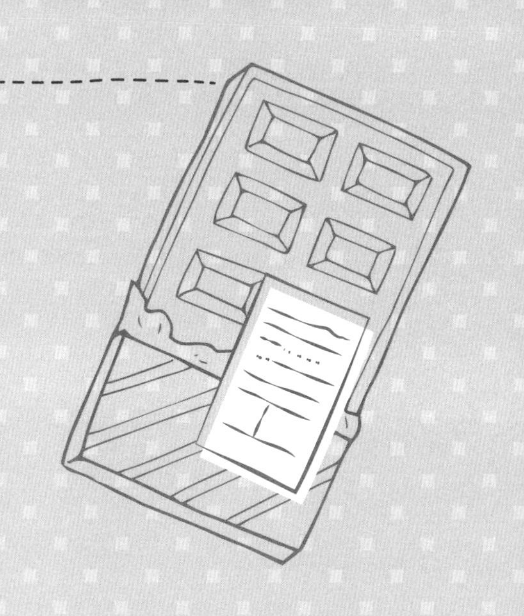

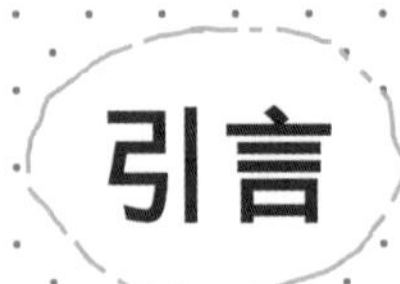

引言

營養師和食品科學從業者的首要本領並不是教你怎麼吃，而是教你如何看食品標籤。預先包裝食品幾乎佔據了每個人生活的重要部分，而且是膳食中飽和脂肪酸、鹽和游離糖的最大來源，所以讀懂這些資訊，就相當於掌控了飲食中最不可控的那部分。

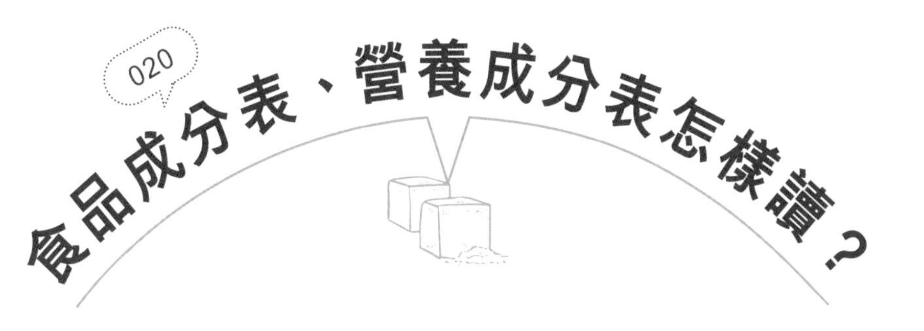

想戒糖，第一步就是學會識別加工食物中的糖。讀食品標籤是幫助我們嚴格控制攝入預先包裝食品中糖的必要技能。目前中國預先包裝食品上的營養成分表所執行的國家標準，是需要標明每 100 克該食品的總熱量、蛋白質、脂肪、碳水化合物及鈉，並且旁邊需要標示這部分營養素佔我們每日所需總營養素的百分比（營養素參考值），也就是 NRV% 一欄（見表 5-1）。

表 5-1　營養成分表示例

項目	每 100 克	NRV%
能量	1,367 千焦	16%
蛋白質	23.4 克	39%
脂肪	26.2 克	44%
碳水化合物	0 克	0
鈉	1,124 毫克	56%

營養素參考值是如何計算出來呢？它是以一個成年人的能量需求模型為基準，即每天需求2,000千卡熱量、蛋白質60克、脂肪60克、碳水化合物300克、鈉2,000毫克，按這幾個數值的百分比來顯示。需要注意，這個數值是以一位身高170厘米、體重60公斤的輕體力活動男性為標準來擬定，對於與這個標準偏差比較大的讀者，如纖瘦或嬌小的女性，需求的能量可能比這個值低30%之多。營養表參考值僅僅可以用作量化參考，而不可將其認定為自己每天的營養需求標準。

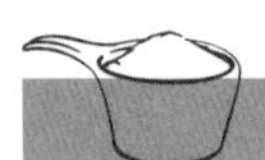

食品標籤怎樣看？

回到食品標籤上，我們想知道零食裏到底有多少糖，究竟怎麼看呢？由於國內並沒有強制要求標示總的簡單糖含量，所以我們需要結合食品成分表和食品營養成分表兩方面判斷。食品成分表指商家有責任表明食物中使用了甚麼材料。

當然，這裏自然有單雙甘油脂肪酸酯、山梨酸鉀等不明白的專業名詞，但大家不用擔心，我們需要看的其實就是與糖以及快速消化澱粉相關的配料（見表5-2），我已替大家整理出來了。

表5-2　與糖及快速消化澱粉相關的配料

簡單糖類	白砂糖、綿白糖、果糖、冰糖、紅糖、黑糖、高果糖漿、果葡糖漿、結晶果糖、葡萄糖、麥芽糖、乳糖、焦糖、糖蜜、椰糖、糖粉、轉化糖、海藻糖

澱粉類	澱粉、變性澱粉、糊精
其他類	楓糖漿、蜂蜜、濃縮果汁、煉奶、麥芽萃取液 / 穀物胚芽萃取物

看了這些是不是非常驚訝，原來不是只有白砂糖代表糖，也不是商家說「不添加蔗糖」就等於沒有糖，添加了濃縮果汁的食品甚至可能含有很多游離糖，想戒糖的話，讀懂食品標籤是非常重要的。

對於液體食品，閱讀食品標籤比較容易，畢竟液體食品成分相對簡單，而且甚少添加澱粉和其他多糖來混淆。所以在看瓶裝飲料標籤時，第一步是讀配料表，看到只有水、濃縮果汁、香精、抗壞血酸鈉，就能知道這瓶飲料的全部碳水化合物來自濃縮果汁；第二步是讀營養成分表，碳水化合物的總量基本能告訴你其中的含量糖。

如果飲料裏既沒有添加膳食纖維，也沒有固體的澱粉成分，更沒有添加糖醇這類代糖，就可認為它絕大多數碳水化合物來自濃縮果汁當中的簡單糖。例如一瓶 500 毫升飲料，每 100 毫升含有 10 克碳水化合物，那麼可以估算為每 100 毫升含有 10 克游離糖（因為來自水果，不能直接稱之為添加糖）。喝下去相當於吃了 50 克糖，也就是直接喝夠一天游離糖的推薦量上限（是成年男性的上限）。50 克糖用平時的金屬匙量就是滿滿 5 大匙，是不是很誇張？這些每日推薦上限量的糖，我們竟然在不知不覺中以酸甜適當的口感，一口一口地喝下去，絲毫不覺飽膩，還覺得自己的飲食「挺健康」，每天的果汁飲品還為自己補充了維他命，這是日常典型的進行傷害性飲食而不自知的危險習慣。

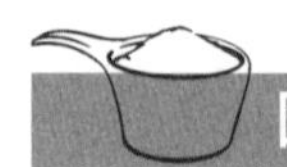

固體食品營養標籤

在分類固體食品中，烘焙類比較難判斷，因它們的主要配料是富含澱粉的小麥粉，而各種烘焙食品（餅乾、蛋糕、夾心餡餅）的麵粉用量差別很大，添加的糖也各不相同。在預先包裝的加工食物裏，天然的膳食纖維並不很多，人工添加的膳食纖維就更少（除非主打健康理念），總體來説添加的膳食纖維不可能超過 10%，可暫且不提。餘下的碳水化合物基本是「澱粉＋游離糖」這個我們需要盡量減少攝入量的組合。

品　　名：芋蓉卷心蛋糕

成　　分：芋頭、麵粉、植物油、白砂糖、食鹽、雞蛋、可可粉

重　　量：1,100 克 ±100 克

有效日期：標示於盒側

注意事項：請避免日光直接照射，勿置於高溫之場所

營養標示	
每 100 克	
熱量	255 大卡
蛋白質	4.5 克
脂肪	16 克
飽和脂肪酸	6.9 克
反式脂肪酸	0 克
碳水化合物	23.3 克
鈉	84 毫克

新鮮蛋糕請從速食用，放入冰箱冷藏以 0-5℃最佳。

圖 5-1　某品牌蛋糕配料表示例

以上頁圖（見圖 5-1）的蛋糕為例，先來看它的配料：芋頭、麵粉、植物油、白砂糖、食鹽、雞蛋、可可粉。含有快速消化碳水化合物的成分包括芋頭、麵粉和砂糖，其中白砂糖和麵粉分別以游離糖和澱粉為主體的成分，這個很好判斷。第一個配料是芋頭，新鮮芋頭約含 18% 碳水化合物。結合標籤上的營養成分表來看，每 100 克蛋糕含有 23.3 克碳水化合物，這是甚麼概念呢？每 100 克米飯約含有 26 克碳水化合物，可以理解為這個蛋糕與米飯中的碳水化合物比例接近，但要進一步知道其中的膳食纖維則較困難，因我們不知道每種成分各有多少，所以沒有深究的必要了。

説完了常見的含有快速消化碳水化合物的烘焙類食品，我們再來看看含糖量比較高的糖果類——朱古力。市面上大多數朱古力是由可可這種植物果實粉末加上果實的油脂（可可脂）、牛奶和糖而製成的糖果。可可粉本身的口感非常苦，很少人能接受可可粉含量在 70% 以上的黑朱古力。而大多數人喜歡又甜又絲滑的牛奶朱古力，甚至是「假朱古力」——白朱古力（完全不含可可粉），這類可可粉含量偏低的朱古力，其碳水化合物含量通常達到 50% 以上，差不多一半都是添加糖和牛奶的乳糖這類簡單糖，是名副其實的「糖果」。連朱古力這類看似不像糖果的食物，很多的已經一半以上都是糖，更不用説水果糖、牛奶糖、牛軋糖這類基本上靠簡單糖打底，再加上各種口味的糖果了。

接着我們看看即食麵中，到底有多少碳水化合物（見表 5-3）。

表 5-3　即食麵營養成分表示例

項目	麵餅		調味包	
	每份（82.5 克）	NRV%	每份（25.5 克）	NRV%
能量	1,666 千焦	20%	536 千焦	6%
蛋白質	7.2 克	12%	2.8 克	5%
脂肪	17 克	28%	10.4 克	17%
碳水化合物	53.8 克	18%	6.1 克	2%
鈉	705 毫克	35%	1,615 毫克	81%

即食麵的碳水化合物基本上來自麵餅，調料包的主要成分是油、鹽和各種調料，所以我們主要關心麵餅。為了便於長期保存以及在泡開或煮開後保持麵條的嚼勁口感，即食麵需要通過油炸去除水分，因此麵餅的脂肪相當多，質量佔比竟然有 20% 之多；碳水化合物以麵粉中的澱粉為主，因為麵餅是脱去大部分水分的食物，所以其質量佔比約 65%，這在乾貨食物中屬中等水準的含量。估算下來，即食麵作為主食型速食食品，碳水化合物含量並不出奇的高，但脂肪含量和鈉的超高含量遠遠超出一頓正餐合理的份量。基於這兩方面的考慮，我們偶爾吃吃就好了。

近年來，營養界對「雜糧」、「雜豆」代替精製米飯的呼聲越來越高，八寶粥受到許多人的喜愛，我們來看看罐裝八寶粥的營養價值和碳水化合物含量（見表 5-4）。

例如這款預先包裝八寶粥的配方：水、白砂糖、糯米、大麥仁、赤豆、紅芸豆、花生仁、黃酒、桂圓、蓮子、銀耳。

表 5-4　八寶粥營養成分表示例

項目	每 100 克	NRV%
能量	290 千焦	3%
蛋白質	1.3 克	2%
脂肪	0.9 克	2%
碳水化合物	12.5 克	4%
鈉	52 毫克	3%

由八寶粥營養成分表顯示，每 100 克八寶粥的碳水化合物竟然只有 12.5 克。看上去似乎非常少，但要注意八寶粥是水分含量非常高的食物，約 80% 是水，並不適合直接與即食麵麵餅作比較。要是除去 80% 水分，乾八寶粥的碳水化合物佔比大約是 62.5%，比乾速食麵略微低一點，這些碳水化合物來源於穀物和豆類，以及添加糖。由於八寶粥使用的穀物和豆類很多都是整顆的，其中還有部分是膳食纖維。至於它的脂肪和蛋白質含量，相對於即食麵來説是更加合理且優質。

無論從碳水化合物含量或是整體的營養均衡度來看，八寶粥是更值得選擇的食品。而它唯一的缺點是，因其成分只有燉得比較軟爛的穀物和豆類，澱粉特別容易吸收，加上添加了數量不少的糖（配料表第二位），所以八寶粥對血糖的影響很可能比含脂肪更多的即食麵更大。想要控制血糖的讀者在吃八寶粥時，首先要選擇低糖、無糖或使用木糖醇代糖的產品，同時配合雞蛋或堅果富含蛋白質和優質脂肪的食物（畢竟一罐八寶粥也不太飽），組合成混合飲食而降低血糖的波動，真正做到「低糖」且「低血糖反應」。

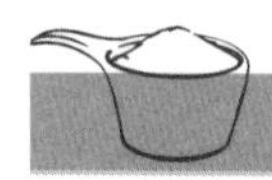

一頓正餐的營養成分

我們平時的一頓正餐會是怎樣呢？我拿營養均衡稍低的一頓午餐和營養更均衡的午餐做對比，看看差別在哪兒（見表 5-5）。注意，這裏用的例子是兩頓同等熱量的午餐，因為去除熱量因素討論營養是不合理的。

表 5-5　午餐營養成分對比

食物和熱量	營養均衡搭配稍低的午餐	營養更均衡的午餐
主食 90 千卡	米飯 50 克	紫薯 100 克
蔬菜 36 千卡	紅蘿蔔塊 50 克、薯絲 50 克	通菜 100 克、番茄 100 克

食物和熱量	營養均衡搭配 稍低的午餐	營養更均衡的午餐
蛋白質類 90 千卡	雞腿肉 50 克	魚肉 60 克
油脂類 90 千卡	煮食油 10 克	煮食油 5 克、腰果 7.5 克
水果 90 千卡	香蕉 100 克	蘋果 150 克
飲料 90 千卡	冰紅茶 230 毫升	純牛奶 200 毫升
菜餚	薯絲炒肉、 宮保雞丁、米飯	番茄炒蛋、清蒸魚肉、炒通菜、涼拌海帶絲、蒸紫薯
總熱量	2,031 千卡	2,031 千卡
總碳水化合物 (不包括膳食纖維)	77.6 克	49.6 克

從以上的食譜中，我們總結出 4 個重點：

1 總碳水化合物多的一頓午餐飽腹感較差，因為吃的總食量減少。

2 飲料和水果是碳水化合物的大戶，用心選擇是關鍵；低碳水化合物的水果通常能吃更多。

3 同樣碳水化合物的情況下，主食選擇薯類比穀物更能飽腹。

4 蔬菜選擇含澱粉少的種類，有利於平衡熱量與碳水化合物。

此外，油脂部分用堅果代替也是一個飲食飽腹平衡的小技巧。大家可注意到，含糖 10% 的冰紅茶，其熱量竟然與份量差不多的牛奶一樣，但牛奶在膳食中的定位是優質蛋白來源，也是每日正餐膳食重要的一部分，而冰紅茶僅是空熱量，所以同等熱量飲食中，高糖、高碳水化合物餐可能意味着總體營養密度降低。

了解甜飲料、甜品和零食以及日常正餐的營養成分後，我希望大家能掌握透過表像看本質的領悟力，因營養學不是用來束縛你的飲食，而是助你做出更明智的選擇。飲食最可怕的是，事實上錯得離譜卻渾然不知。這可能源於欠缺營養學和食品的常識，例如不知道如何讀食品標籤，或對濃縮果汁的概念有所誤解，而學習營養知識就是破除這種「表面上很健康，實則完全錯誤」的飲食習慣利器。

021

如何綜合判斷食品中碳水化合物含量高與低？

對於預先包裝的食品，我們可以通過閱讀配料表和營養成分表來避開絕大多數雷區。即使我們不清楚具體有多少游離糖，也能掌握總碳水化合物含量。但現在外出吃飯或外賣的機會越來越多，對於這種沒有標籤可看的食物，我們如何判斷碳水化合物含量呢？

快速判斷食品所含的碳水化合物

這裏我教大家一個營養師通過長期積累得來「眼口共用」判斷碳水化合物的方法。

碳水化合物在食物中主要有三種形態：膳食纖維、澱粉及游離糖，我們要判斷的就是這三種形態的存在，那麼它們分別有甚麼特徵助我們識別呢？

1. 膳食纖維

膳食纖維是碳水化合物的一種，並不是一類固定物質，而是所有無法在人體小腸內完全被酶消化的碳水化合物。它的碳鏈長度可以很短，如三糖或加添嬰幼兒配方奶粉的低聚糖；碳鏈長度也可以很長，如一些抗性澱粉（無法完全被消化的澱粉）。在食物中，膳食纖維的添加幾乎無法通過口感和味道來判斷，只能通過閱讀食品配料表結合營養成分表來判斷，這對於普通人來説是很困難的。

這裏重點説一下膳食纖維的營養特點，它並不是完全沒有熱量。過去很多人認為膳食纖維就是一種「穿腸過」的纖維，在人體內的旅程僅僅是一種物理過程——不被消化和吸收。而事實上，膳食纖維是不會被小腸中分泌的澱粉酶和糖苷酶消化，還會在大腸中被細菌分解，一部分用來滋養大腸的菌群（即益生元作用），另一部分供給人體，所以膳食纖維是有能量效應的，它在營養學統一的折算能量是每克 2 千卡，是可消化碳水化合物的 50%。

在預先包裝食品的營養成分表，膳食纖維不會顯示在「碳水化合物」一欄，除非食品廠家主動聲明，例如：「本產品添加了不少於 2 克每 100 毫升的膳食纖維」，否則我們沒有辦法知道準確的添加值。不過膳食纖維屬人體必需的營養素之一，功能性較低且對人體的益處較多，通常我們不會因為「擔心吃過多」而關注其數值。

2. 澱粉

澱粉是單糖通過 α-1，4- 糖苷鍵手拉手形成的長鏈，可以是一整條長直鏈，也可以是帶有很多支鏈的網絡狀分子。它的吸水性比較強，在食物中的存在主要通過口感來判斷。

在熱燙、濕潤的食物，澱粉的口感非常明顯，就是「軟」和「糯」。經典的就是熱米飯、熱薯蓉、熱番薯、熱麵條，但澱粉還有一種更加緻密和具「惰性」的形式，即存在於溫度偏低或含水量很低的食物裏，比較典型的是餅乾、冷麵包、長法包，咬入口很脆，一旦混合唾液就變得軟糯。此外，絕大多數食物都是複合的質地，其他成分（如蛋白質和脂肪）會干擾澱粉的口感。蛋白質和澱粉的混合會讓食物的口感更加綿軟濕潤，如芝士蛋糕；牛油與麵粉交織形成的一層層酥皮；油炸春卷的脆皮，因為油脂浸潤，不會有太粉糯的口感，這是我們需要了解和辨別的。

3. 游離糖

乍看是極好判斷，畢竟游離糖大都很甜，不就是愈甜的食物含糖愈多？這個邏輯本身並沒問題，但我們需要考慮兩種特殊情況：第一種情況是，在添加「高強度甜味劑」的食品中，甜度與糖分不一定有直接關係，這點需要我們通過閱讀食品成分表來判斷，稍後也會給大家介紹現時市面上容許在食品中使用的各種甜味劑；第二種情況就更複雜也更常見，甜味畢竟是一種味覺感受，這種味覺會受其他味覺干擾，如酸味和鮮味。在很多複合配方醬料中，放在第一位往往是白砂糖，這種甜味通常被醬油、辣椒、洋葱、大蒜、番茄醬，還有各種具鮮味的氨基酸鹽衝擊得所剩無幾，吃到嘴裏我們就覺得鮮美無比，卻感覺不到太多甜味，因此也很難將醬料與大量的糖聯繫一起。仔細看看以下燒烤醬料的營養成分表（見圖 5-2），我們會驚訝地發現 40% 以上竟然是碳水化合物。再結合配料表來看，我們會知道這些碳水化合物基本上來自第一位的白砂糖。吃一匙醬料，有小半匙都是糖，但我們絲毫沒有察覺。

配料：白砂糖，醬油（水、大豆、小麥粉、食用鹽），食用植物油，辣椒，洋葱，大蒜，濃縮番茄醬，酵母抽提物，食品添加劑（谷氨酸鈉、5'- 肌苷酸二鈉、5'- 鳥苷酸二鈉、山梨酸鉀、安賽蜜、安曲紅），香辛料。

營養成分表		
項目	**每 100 克**	**NRV%**
能量	759 千焦	9%
蛋白質	2.3 克	4%
脂肪	0	0
碳水化合物	42.3 克	14%
鈉	4,410 毫克	221%

圖 5-2　醬料營養成分表示例

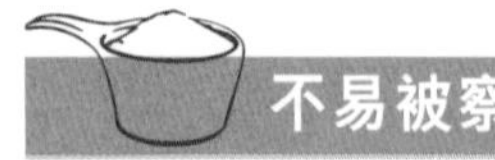

不易被察覺的糖

除了醬料之外，以下這類食品也含有很多「不易察覺的糖」，因為在複合調味食品中，糖和鹽實在是不可或缺的組合，它們在一起形成了鮮甜可口的神奇味道，因此是很多配方複雜的食品中幾乎無法避免的配方之一，哪怕這些東西吃起來好像一點甜味也沒有。

表 5-6　含糖預先包裝食品舉例

醬料類	燒烤醬、番茄醬、照燒醬、蠔油、甜酸醬、千島醬、蛋黃醬、烤肉醬
蜜餞類	話梅、陳皮、楊梅及其他醃漬水果
固體粥 / 飲品 / 代餐類	複合魔芋代餐、黑芝麻糊類、綜合穀物粉、減肥代餐
加糖罐裝類	罐裝加糖水果、罐裝調味鯪魚或肉製品、蜂蜜柚子茶、罐裝紅棗茶
鹹味糕點類	酥餅、夾心燒餅、叉燒包、流沙包
調味肉製品	豬肉乾、各類肉鬆、魚鬆、魷魚絲、午餐肉、香腸

以上含有隱藏糖的預先包裝食品（見表 5-6），其中有一類非常矛盾——減肥時採用的代餐類食品。商家號稱這類代餐是「用來完全代替一頓飯」，減重原理是完全放棄正餐的熱量和營養，攝

入代餐中計算好的熱量（通常比正餐低 30%-40%）和一部分配好的營養素。這些營養素肯定不能完全代替正餐的營養，但這個問題在此不詳細展開。正因為代餐用來完全取代一頓飯，熱量又有嚴格限制，它的營養素基本上是添加劑的形式——與我們吃的膳食補充劑（俗稱保健品）類似，所以這個過程相對簡單，基本可以做到「加入營養素而基本不帶入一點能量」。這麼一來，代餐成了「營養素的堆砌」、「飽腹感的堆砌」、「吸引人口感」三個要素組合的食物。為了具有吸引人的口感，市面上的代餐沖劑主打朱古力、奶茶、椰子等誘人的口味，而糖或甜味劑的添加也非常普遍。

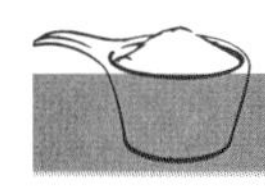

添加「糖」的牛奶

最後我們重點看看加了糖的乳製品標籤。現在很多針對兒童的牛奶飲品都添加糖讓孩子多喝「奶」，這種做法非常不可取，原因有兩個：第一，喝下去的糖不僅與超重和肥胖問題有直接關係，更與蛀牙脫不開，建議不想養出一口蛀牙胖小孩的家長，不要選擇任何含添加糖的乳製品；第二，出於食品工業製作考慮，中國國家標準規定「純牛奶」只能含有新鮮牛奶，任何加了糖的乳製品都屬「調味奶」，這類調味奶的牛奶含量通常較低，並且還添加其他天然或人工香精進一步提升口感，有的還添加色素和增稠劑。如果給孩子喝牛奶是為了保證營養，但選擇了這類加添糖，還含有一大堆莫名香精的調味奶，其實對孩子是弊大於利。

以下這款針對兒童製作的乳製品（見下頁表 5-7），以牛奶為基礎，添加了膳食纖維（聚葡萄糖是膳食纖維的一種）、蔬菜和穀物粉等膳食補充劑來強化營養。我們可以看到配料表中第二位是白砂糖，就是説白砂糖的添加量大於其他各種蔬菜和穀物粉，它仍然屬「強化了部分營養的甜飲料」。其碳水化合物佔比是8.3%，由於不知道牛奶本身的含量和其他材料的添加量，因此很難判斷添加糖的份量。家長給孩子選擇乳製品時需要考慮，衡量孩子是否真的需要通過這類添加糖甜飲料來攝入份量不多的牛奶、蔬菜、穀物。

表 5-7 兒童乳製品配料及營養成分表舉例

配料：牛奶，白砂糖，聚葡萄糖，低聚果糖，混合蔬菜粉，混合穀物粉，堅果油，魚油提取物，維他命，食品添加劑。

項目	每 100 毫升
能量	334 千焦
蛋白質	3.0 克
脂肪	3.5 克
碳水化合物	8.3 克
膳食纖維	3.5 克
鈉	65 毫克

對於成年人來説，有甚麼乳製品需要留意呢？答案是乳酪這類乳製品。

乳酪及乳酸菌飲料向來是「加糖大戶」，這些五花八門的名稱是對乳酪本身製作方式和加入菌種的專業區分，它們共同的特點是含有乳酸，由產酸菌種發酵牛奶中的乳糖產生，或來自人工添加劑。而正是這種酸味讓很多消費者沒有辦法接受「原味乳酪」，所以加糖也是「眾望所歸」。

我們從這瓶乳酪的標籤（見下頁表 5-8）得知，排在第三、第四位的配料都是游離糖（白砂糖和果葡糖漿）；第二位是用於調味的水果塊，本身也含有定量的糖。我們再來看看它的營養成分表，碳水化合物竟然高達 14.8 克（每 100 克），這是甚麼概念？很多讀者認為乳酪比牛奶更「濃縮一些」，所以含有更多糖；但它的蛋白質和脂肪佔比分別只有 2.8% 和 3.1%，這兩個數值在純牛奶中大約是 3.2% 和 3.8%。也就是説，這瓶乳酪總體的牛奶濃度低於普通牛奶，卻有着普通牛奶將近 3 倍碳水化合物的量。普通純牛奶的乳糖大約是5%，這瓶乳酪一部分乳糖被乳酸菌「吃掉」變成乳酸，而且這瓶乳酪只有大約 80% 牛奶。由此推算，它的添加糖量在 10% 以上，而其他的碳水化合物分別來自牛奶本身殘留的乳糖（不會完全被乳酸菌消化）、水果塊及添加的菊粉（一種膳食纖維）。

表 5-8　乳酪飲品配料及營養成分表舉例

配料：生鮮牛奶，水果塊，白砂糖，果葡糖漿，嗜熱鏈球菌，保加利亞乳桿菌，菊粉，食品添加劑。

項目	每 100 克	NRV%
能量	414 千焦	5%
蛋白質	2.8 克	5%
脂肪	3.1 克	5%
碳水化合物	14.8 克	5%
鈉	60 毫克	3%

如果我們每天喝 250 毫升這些乳酪飲品，相當於喝下至少 25 克游離糖，這並不能被乳酪帶來的好處抵消，這些食品像帶着發酵乳（Fermented milk）的甜品，而不是我們每天必需的營養品。建議大家在選擇每天進食的乳製品時，留心碳水化合物總量，盡量選擇碳水化合物含量在 10% 以下的發酵乳產品。對於純粹用乳酸調味的含乳飲品，則盡量避免，因這類飲料實質上與各類甜飲料區別不太大，含有較低濃度的乳製品也無法帶來健康益處，喝下去的游離糖反倒帶來風險。

下頁的表格（見表 5-9）總結了常見乳製品的特點和警戒含糖量，大家可以根據這表格來審視自己日常購買的乳製品。對於想戒糖的人來說，控制這類每天飲用的飲品，尤其是很多人每天當作早餐的飲品，是非常重要且值得花更多時間研究。

表 5-9　常見乳製品特點及警戒含糖量

含乳飲品	純牛奶	乳酸菌飲料（包括乳酪和發酵乳）	乳酸飲料
特點	除了鮮牛奶不可添加任何其他配料	以鮮奶或乳粉為原料，經過發酵製作的飲品（有活性和滅活兩種產品）	以純牛奶或乳粉為基礎，通過添加檸檬酸或乳酸，以及添加糖製成的含乳飲品，不含有乳酸菌
是否乳製品	是	是	不是
天然乳糖含量	5%	<5%	非常少
添加糖含量警戒線	不允許添加糖	10%	5%
每天飲用	推薦	推薦低糖或無糖版	不推薦

通過以下這種代餐粉的配料表（見下頁表 5-10）得知，排在前兩位的配料是蛋白質主要來源，第三位是為了提升口感的果糖——一種非常標準的添加糖，還有天然香料和甜菊糖（一種天然的高效甜味劑）來進一步提升口感；其他原料都是蔬菜和穀物粉末，主要是為了提供營養素。為了減重，很多消費者會使用代餐粉，逃避一步一步走向健康飲食的痛苦和艱難，但是在這個過程也會遇到攝入不必要的游離糖和甜味劑的問題。希望各位讀者在進行飲食抉擇時，一定要考慮食品的各方面質量，要知道除「完美的平衡飲食」之外，幾乎沒有任何無害的方法讓你既吃飽又吃不胖。

表 5-10　代餐粉配料及營養成分表

配料：豌豆蛋白、糙米蛋白、果糖、阿拉伯樹膠、瓜爾豆膠、天然香料、甜菊糖（甜葉菊提取物）、醣質營養素獨有複合物〔阿拉伯半乳聚糖、蘆薈提取物（蘆薈葉凝膠粉）、黃蓍膠〕、獨有漿果粉（草莓、藍莓、覆盆子、酸櫻桃、接骨木莓、蔓越莓）、獨有蔬菜混合物（西蘭花、芥蘭芽、番茄、紅蘿蔔、菠菜、羽衣甘藍）。

食用份量 2 匙（39.5 克）
每瓶份量 14 份

	每份含	日攝值 %
熱量	160 千卡	
脂肪中的熱量	17 千卡	
脂肪總量	2 克	3%
碳水化合物總量	11 克	4%
膳食纖維	5 克	20%
總糖含量	5 克	
蛋白質	20 克	40%
維他命 A（β 胡蘿蔔素）	1,000 國際單位	20%
維他命 C（來源於金虎尾）	25 毫克	42%
維他命 D（來源於蘑菇）	200 國際單位	50%
維他命 E（D-α - 生育酚）	15 國際單位	50%
維他命 B_1（來源於酵母）	0.7 毫克	47%

	每份含	日攝值 %
核黃素（來源於酵母）	0.8 毫克	47%
煙酸（來源於酵母）	8 毫克	40%
維他命 B_6（來源於酵母）	0.9 毫克	45%
葉酸（來源於酵母）	200 微克	50%
維他命 B_{12}（來源於酵母）	3 微克	50%
生物素（來源於酵母）	75 微克	25%
泛酸（來源於酵母）	2.75 毫克	28%
鈣（來源於藻類）	200 毫克	20%
鐵（來源於混合蛋白質）	6 毫克	33%
碘（來源於酵母）	15 微克	10%
鎂（來源於海洋礦物複合物和藻類）	40 毫克	10%
鋅（來源於酵母）	1.5 毫克	10%
硒（來源於酵母）	7 微克	10%
銅（來源於酵母）	0.2 毫克	10%
錳（來源於酵母）	0.2 毫克	10%
鉻（來源於酵母）	12 毫克	10%
鉬（來源於酵母）	7.5 微克	10%
鈉	205 毫克	9%

	每份含	日攝值 %
鉀	44 毫克	1%
α - 亞麻酸（來源於亞麻籽和鼠尾草籽）	160 毫克	○
嗜酸乳桿菌	10 億菌落形成單位（生產時含量）	○
獨有消化酶複合物（α - 和 β - 澱粉酶、蛋白酶 1、蛋白酶 2、乳糖酶、脂肪酶、纖維素酶、轉化酶）	50 毫克	○

* 日攝值百分比以每日 2,000 千卡飲食為基礎估算。
○表示日攝值不確定。

第6章

戒糖第二步：了解血糖生成指數和血糖負荷的意義

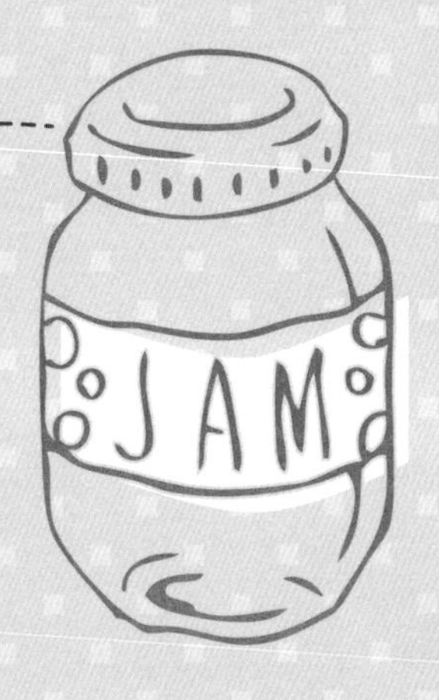

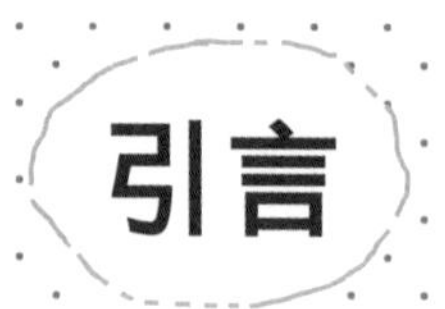

引言

「戒糖」潮來襲，在很大程度上與20世紀80年代發現的血糖生成指數和血糖負荷這兩個指標相關。知識源於實踐，在新知識的學習中，我們會產生新的思想，從而指導我們向內探索，邁出更健康的步伐。

雖然在前面篇章獲得了許多關於糖的食品科學知識，以及具體如何在飲食中避免游離糖和澱粉的實戰招數，我們仍需繼續了解進階的知識。我們吃下去的糖和澱粉究竟對血糖產生了多大的影響，而這個影響如何衡量？有沒有其他因素干擾這個過程，讓我們的血糖更加穩定？如何吃才能對血糖好，又不用痛苦地嚴控碳水化合物份量呢？

這些都是常見的問題，為了解答很多讀者長久的疑惑，這裏給大家帶來更深層的營養學知識。通過掌握這些看上去很深奧但非常好理解的理念，你會徹底建立屬自己的「飲食法則底線」。

022 血糖生成指數，不是唯一的健康指標

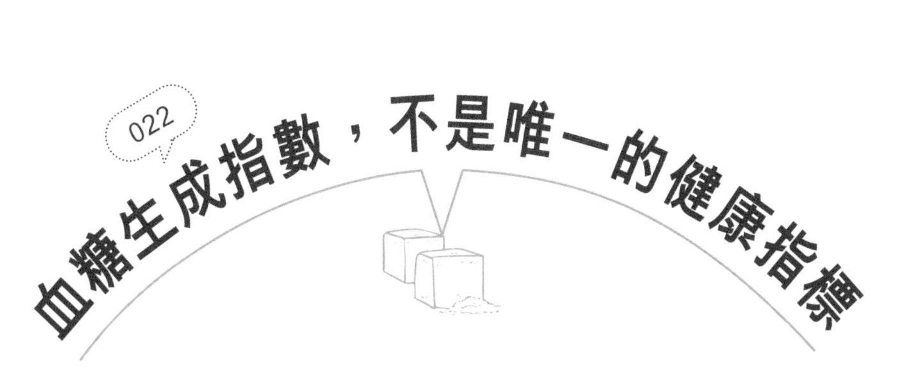

血糖生成指數（Glycemic Index，以下簡稱 GI）並不是一個陌生的理念，在目前的科普宣傳常被提及，全球曾經也流行一陣子「低 GI 飲食法」。GI 其實是具體的實驗數據，在 1981 年，來自加拿大多倫多大學的營養學教授戴維・詹金斯（David Jenkins）提出這個概念，初衷是幫助糖尿病者衡量飲食的質量，並選擇更合適的飲食。畢竟糖尿病是一種體內糖代謝出了問題的疾病，與糖尿病者生活質量最相關的指數就是血糖指數，因此食物對血糖的影響程度就是糖尿病者飲食的關鍵控制點。根據這個原理，戴維・詹金斯教授發明了 GI 這個概念，指定 0-100 的範圍，將通用燃料形式葡萄糖定義成最高的 GI 值——100，而其他食物都有一個相對值（見下頁圖 6-1）。

高、中、低 GI

這個指標是一個測量指標而不是觀察指標，因此並不能通過單純的觀察和經驗來推算。GI 會因食物的溫度、狀態、品種和品牌而不同，甚至每次測量都有微小的浮動。因此我們日常生活中經常看到的資訊嚴格來說並不準確，如米飯的 GI 是 77，但東北大米和泰國香米用電飯煲煮 30 分鐘和高壓鍋蒸 15 分鐘，又或是隔夜的米飯再炒都有不同的 GI 值。希望大家在明白 GI 的由

來後，看到類似的資訊時要留心，不至於死記硬背，然後覺得所有米飯的 GI 都是 77，拒絕吃米飯，這樣會導致飲食方式走向另一極端。

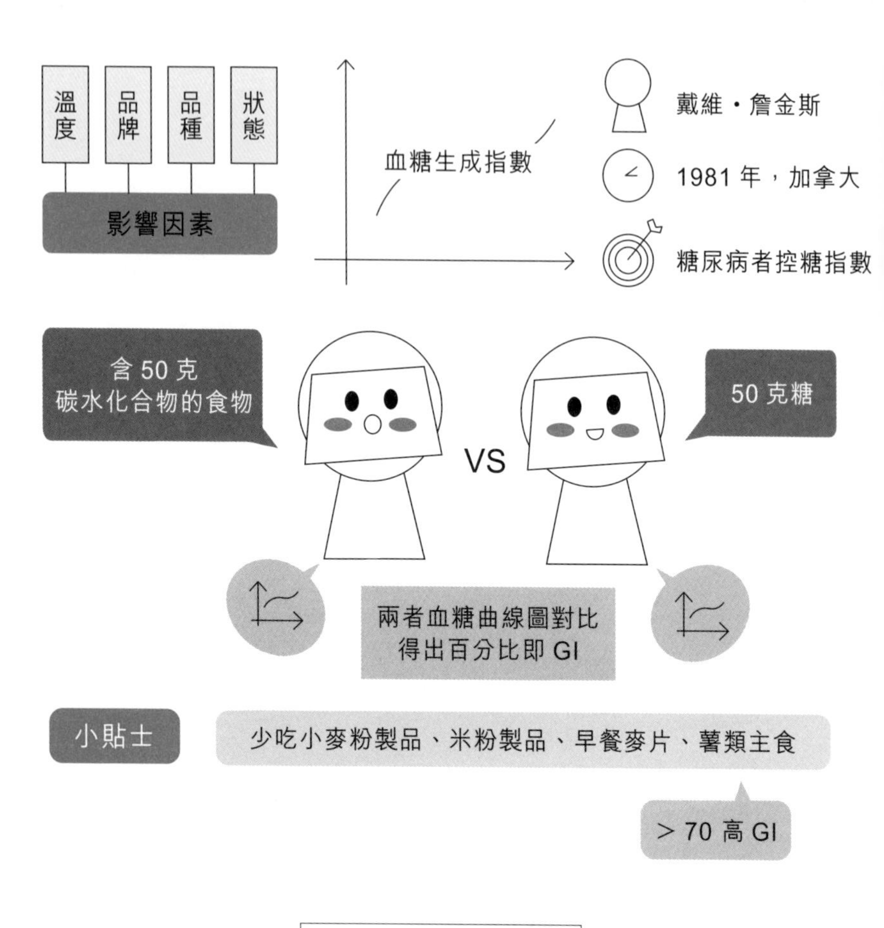

圖 6-1　血糖生成指數（GI）

第一類——GI 高於 70 的食物（高 GI 食物）

這類食物對血糖的影響與單純的葡萄糖非常接近，約等於吃糖（除了果糖），不建議多吃；這類食物大都是小麥粉製品、米粉製品、早餐麥片等傳統主食類食物。

第二類——GI 在 55–70 的食物（中等 GI 食物）

大多是非加工的全穀物，非蓬鬆的小麥製品（如薄餅類、意粉），還有部分澱粉比例較高的蔬菜（如芋薯類、南瓜），及各種同時混合澱粉和脂肪的零食。這類食物對血糖的影響比游離糖（除了果糖）稍小，但仍會使血糖顯著升高，可作為主食但要控制攝入量，且不宜單獨食用的類別。

為甚麼發酵後蓬鬆的米麵製品會比實心麵糰製品的 GI 更高呢？其實答案非常容易理解，因為酵母在發酵的過程中吃飽喝足後會產生二氧化碳，在麵糰內部打通各種疏鬆的氣道，而這樣的結構恰恰是我們消化道非常喜歡，方便消化液滲入並實現完全消化，所以從消化速度來説，這類發麵製品更不利於血糖穩定。

第三類——所有 GI 低於 55 的食物（低 GI 食物）

絕大多數屬蔬菜和水果（肉類中極少含有碳水化合物，所以不參與測量，在此沒有對比意義）。其中可作為主食的豆類表現奇佳，下面列出的主食中，豆類屬低 GI 食物。很多營養師都推薦想控糖的人採用豆類（除了大豆）代替米飯、麵類作為主食，因為豆類不僅 GI 很低，而且富含膳食纖維和其他各類米麵中少有的營養素。富含蛋白質的乳製品也大多數屬低 GI，它們主要提供蛋白質且碳水化合物較少，所以 GI 自然不會很高。

通過以下哈佛大學公共衛生網頁轉載自悉尼大學的 GI 數據庫表格（見表 6-1），我們能對日常食物的 GI 有一個大致了解。

表 6-1　日常食物 GI 表

日常食物		含有 50 克碳水化合物份量的 GI
米麵穀物製品	白麵包	75 ± 2
	全麥麵包	74 ± 2
	特製全穀物麵包	53 ± 2
	非發酵麵包	70 ± 5
	小麥薄餅	62 ± 3
	烙餅	52 ± 4
	粟米餅	46 ± 4
	白米飯（煮熟）	73 ± 4
	糙米飯（煮熟）	68 ± 4
	大麥	28 ± 2
	甜粟米	52 ± 5
	意大利天使麵（煮熟）	49 ± 2
	全麥意大利天使麵	48 ± 5
	米線	53 ± 7
	烏冬	55 ± 7
	中東小米（古斯米）	65 ± 4

日常食物		含有 50 克碳水化合物份量的 GI
米麵穀物製品	大米白粥	78 ± 9
	小米粥	67 ± 5
	粟米片	81 ± 6
	麥片餅乾	69 ± 2
	燕麥片（非即溶）	55 ± 2
	即溶燕麥粥	79 ± 3
	混合穀物麥片（瑞士雜錦麥片）	57 ± 2
水果及其製品	蘋果	36 ± 2
	橙	43 ± 3
	香蕉	51 ± 3
	菠蘿	59 ± 8
	芒果	51 ± 5
	西瓜	76 ± 4
	大棗	42 ± 4
	芭蕉（綠香蕉）	55 ± 6
	罐裝桃	43 ± 5
	士多啤梨醬	49 ± 3
	蘋果汁	41 ± 2
	橙汁	50 ± 2
蔬菜及其製品	馬鈴薯（煮熟）	78 ± 4
	即食薯蓉	87 ± 3

日常食物		含有 50 克碳水化合物份量的 GI
蔬菜及其製品	炸薯條	63 ± 5
	紅蘿蔔（煮熟）	39 ± 4
	番薯（煮熟）	63 ± 6
	南瓜（煮熟）	64 ± 7
	芋頭（煮熟）	53 ± 2
	雜菜湯	48 ± 5
乳製品及植物蛋白飲品	全脂牛奶	39 ± 3
	脱脂牛奶	37 ± 4
	雪糕	51 ± 3
	水果乳酪	41 ± 2
	大豆奶（不是豆漿）	34 ± 4
	大米奶（植物蛋白飲品）	86 ± 7
豆類	鷹嘴豆	28 ± 9
	腰豆	24 ± 4
	扁豆	32 ± 5
	黃豆	16 ± 1
零食及飲料	朱古力	40 ± 3
	爆谷	65 ± 5
	薯片	56 ± 3
	汽水	59 ± 3
	大米餅 / 脆片	87 ± 2

日常食物		含有 50 克 碳水化合物份量的 GI
糖類	果糖	15 ± 4
	蔗糖	65 ± 4
	葡萄糖	103 ± 3
	蜂蜜	61 ± 3

GI 是用平均值，± 表示標註差異值。

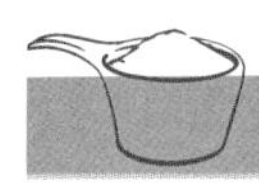

嚴格挑選乳製品

關於牛奶製品，除了非常甜的雪糕接近中等 GI 這個範圍，其他乳製品都是低 GI 食物。牛奶製品的主要成分是蛋白質、脂肪及天然的部分乳糖，只要不添加人工化的糖，其 GI 並不會太高。相反，如刻意去除牛奶的脂肪（如脱脂牛奶），GI 反而比普通全脂牛奶高一點，所以大家能直觀地了解脂肪確實能降低食物對血糖的影響。

關於植物蛋白飲品，以上所提的大米奶是較為極端的例子，可能因為澱粉含量稍高及添加糖，GI 高達 86，大家千萬別因此而抗拒植物蛋白飲品，例如以上所述的大豆奶（並非傳統豆漿）GI 只有 34；不加糖的豆漿和杏仁奶的 GI 不高；不加糖的椰漿因椰汁有較多簡單糖，GI 相對略高。總體來説，以蛋白質（堅果類）和脂肪（椰子）為主的植物蛋白飲品，相比澱粉含量高的穀物乳製品，其 GI 較低，因此不必擔心。

乳酪屬乳製品中非常特殊的一類，採用產酸菌把牛奶中部分乳糖發酵成乳酸，所以有種獨特的酸味，正是這種酸味給糖一個絕佳的機會。乳酪添加糖不僅獲得酸甜的好味道，更讓我們對過度甜味的抗拒感變遲鈍。我們無法得知以上測量的乳酪究竟含多少添加糖，但要注意即使一盒高糖乳酪添加了10%糖分，它醇厚的蛋白質和脂肪體系也會令其GI不那麼高，一盒200克的小盒乳酪讓你毫無覺察地吃下20克之多添加糖，這實在對血糖有所影響，哪怕過程可能是緩慢。

不少人會有其他疑問，如果糖和蜂蜜都由糖組成，但GI似乎較低，是否意味着吃果糖和蜂蜜更健康呢？

這與糖在我們身體內代謝的路徑有關係，複雜的機理不細說，因果糖不能直接變成葡萄糖，需要在肝臟花上好一陣子工夫，這段「拖延」的時間給糖一個較低的GI。它雖然升高了血糖，但過了很久後才釋放到血液，所以餐後兩小時對果糖進行的測量不太公平。如把時間延長一倍，很可能果糖和蜂蜜就成了高GI食物了。

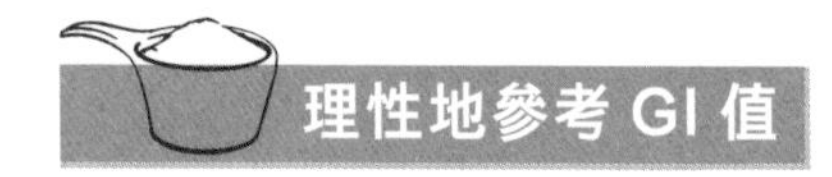

理性地參考 GI 值

具體上，GI是怎樣測量出來呢？

測試者空腹一段時間後吃下一碗白米飯，其中含有50克可消化碳水化合物（主要是澱粉），在飯後兩小時多次抽血測量測試者的血糖值，畫出一條曲線，然後與已準備的葡萄糖標準曲線比較曲線下方面積（這個標準面積通常是同一組人測試出的結果），經比較白米飯的血糖曲線圖面積是葡萄糖圖的75%，於是白米飯的 GI 被給予 75。通過這個 GI 計算過程，大家可觀察得到。

首先，GI 的測量相對困難，需要專業實驗室和至少 10 個志願者參與反覆取血的實驗，所以這個值並不是隨便一個機構能直接提供或估算出來。其次，這個數值顯然與參與實驗的人有一定關係。每個人的基因不同，代謝碳水化合物的能力差異也很大，所以在繪製曲線和比較面積時會有所不同。加上實驗本身的系統誤差，即使用了平均值的辦法，每次測量同一種食物的結果還會有所差異。

負責任的科學文章一般很少斬釘截鐵地說：「白米飯 GI 是 75；糙米飯 GI 是 70」這類過於絕對的話。另外，同類食物品種和成分本身微小的差異也會對 GI 產生影響，以白米飯為例，如受試者吃的是日本秈稻煮成的米飯，得到的 GI 嚴格來説只能代表這一款產品或這一種稻米，並不能將數據直接推至整個日本的秈稻米飯，甚至所有白米飯。

所以在參考 GI 時，一定要牢記這三點：測試難度、受試者差異、食物品種差異。這樣就不會對 GI 有過於機械的記憶，而是持一種理性參考的態度。

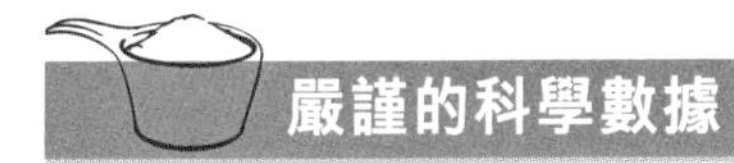

嚴謹的科學數據

使用 GI 指導飲食的重要前提下，是找到可靠的數據來源。作為一位營養師，我見過很多文章轉載來源不詳的幾種食物GI數據，又或者想當然地對某些食物冠以 GI 值，然後以此渲染或抹黑某些食物的功效，這樣既不負責任也不嚴謹的做法導致很多人對食物的 GI 有了極其刻板的印象。

以下是部分文章對 GI 的誤解：

1. **刻板地理解數據**——糙米飯比白米飯的 GI 低 5，所以更好。

營養師意見：實際上它們的 GI 非常接近，很難說單純對於血糖而言哪個更好或不那麼合適。

2. **臆想數據**——全麥麵包是全穀物製品，所以其 GI 肯定比白麵包低。

營養師意見：事實上，有實驗數據表明白麵包的平均 GI 是 75，全麥麵包是 74，可以說幾乎沒有差異。這句話往往導致很多想減肥或想控制血糖的人覺得白麵包不好，換成全麥麵包反而放開地吃，這其實大錯特錯。

3. **錯誤數據及流傳**——一直以來，不少人把南瓜、燕麥片視為「糖尿病者之友」，可是看了日常食物 GI 表，我驚愕不已，南瓜的 GI 高達 75，燕麥片更高達 80 以上。這兩種被稱為糖尿病者食物的 GI 甚至高於薯蓉，即使朱古力才不過 50。還有一向用來充饑的長法包，GI 竟然高達 95 ！

營養師意見：這裏犯了「數據來源不明」及「機械理解」的雙重錯誤，是具有誤導性的健康資訊。煮南瓜的平均 GI 是 64；燕麥片是 55（即食燕麥粥是 79）；薯蓉則高達 87。朱古力的 GI 的確只有 43（但不代表它含糖量低，朱古力的脂肪含量也很高）。而長法包的實驗室數據表明其 GI 從 57 到 95 均有記錄，文章取了引人注目之點卻不做任何解釋，實屬毫不負責任的轉載。

4. **錯誤理解**——雪糕的 GI 只有 50；麵包高達 80，所以下午茶吃雪糕顯然比吃麵包健康多了！

營養師意見：這個錯誤非常常見，即把 GI 當作唯一的健康或減肥指標。這個錯誤也是最嚴重的一種，因它會直接對人的飲食產生影響，讓相信這個不合理理論的人拒絕任何米麵製品，而大量吃肉、蛋、奶甚至薯條等 GI 低的食物，全然不顧食物其他成分和整體營養均衡的問題。

在學習 GI 的路上，最重要的是找對路的開端——嚴謹、科學的 GI 測量方法和數據庫。目前研究食物 GI 比較成熟的機構首推由澳洲悉尼大學珍妮 • C. 布蘭德－米勒（Jennie C. Brand－Miller）教授領導的 GI 實驗室數據庫（http://www.glycemicindex.com/index.php），他們不僅在食物 GI 研究上處於全球領先水準，也在澳洲當地進行商業化的 GI 測試，因此可説掌握很多種食物的 GI 資料，是我們可以參考的權威數據庫之一。這是一個英文數據庫，通過簡單翻譯就能讓絕大多數人從中受益。在使用這個數據庫時，我們能清楚地看到每種食物都不是一個簡單通用的名稱（如「麵條」、「番薯」），而是具體提「甚麼品牌的麵條煮了幾分鐘」這種非常生活化的資訊。畢竟 GI 是指食物吃下去後對血糖的影響，品牌（配方不同）、烹飪時間和手法不同都對這個數值產生顯著的影響，所以這些資訊的測量值才是可靠的答案。

既然測量 GI 需要豐富的資訊支援才可靠，我們自己判斷 GI 也一樣需要留意幾點才能正確理解，它與以下的因素息息相關（見下頁表 6-2）。

表 6-2　與 GI 相關的因素

提高 GI 的因素	降低 GI 的因素
更高的溫度	更低的溫度
更長久的烹飪時間	較短的烹飪時間或生食
破壞食物本身形式的加工方式	完整的食物
更少的油脂、蛋白質、膳食纖維	油脂、蛋白質、膳食纖維含量高
單獨吃富含可消化碳水化合物食品	混合飲食
液體或半固體狀態	固體狀態，需要咀嚼

參考以上的因素後，我們應該樹立了一個更理性看待 GI 的態度，不僅不會憑空猜想某種食物的 GI，也不會因為某些固定的數字而拒絕或盡情地吃。在具體的飲食過程中，如何利用這個數值指導我們更健康地戒糖？這需要引入下一個概念，一個真正用來衡量一頓飯或一種零食對我們血糖影響的實用因數——血糖負荷（Glycemic Load，以下簡稱 GL）。

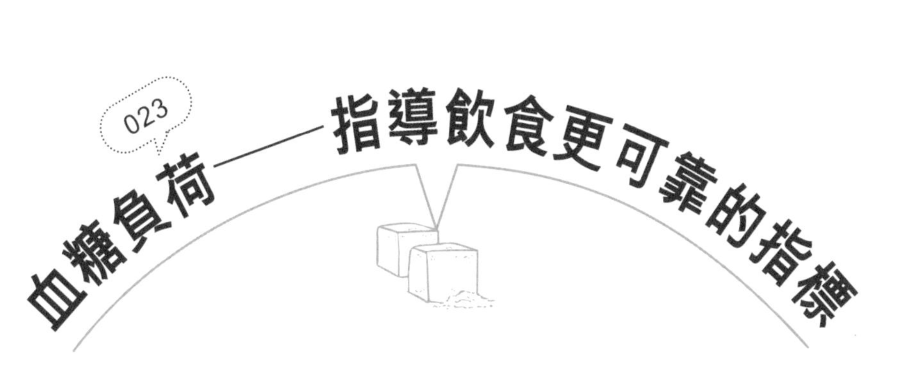

023 血糖負荷——指導飲食更可靠的指標

介紹食物 GI 這部分後，我們會發覺能判斷的僅僅是單獨某種食物對血糖的影響比較大，但在日常生活，我們極少只吃一個饅頭或一碟淨意粉，通常是饅頭配不少菜餚、湯羹，或意粉配乳酪、肉醬、蔬菜沙律一起吃，又或喝一杯半糖珍珠奶茶。這樣，我們較難直觀地判斷這些複合食物對血糖究竟造成怎樣的影響。對於大部分不準備「一刀切」地戒斷快速消化碳水化合物的人來説，合理地規劃膳食中的碳水化合物成了最重要的，因此我們需要一套比 GI 更好用的數值——血糖負荷（Glycemic Load，簡稱 GL）。

了解食物的血糖負荷（GL）

如果説 GI 是衡量某種食物與血糖的關係，那 GL 衡量的是某種食物或某餐飯中總碳水化合物對血糖的影響。可以説，GL 囊括了 GI 本身及最重要的要素——食物的量。在不考慮量的情況下評價某種食物或藥物，基本上是沒有意義的。舉個例子，雖然水果味硬糖的含糖量幾乎在 90% 以上，汽水卻只有 10% 含糖量，但一天只吃一顆水果糖（3 克），比一天喝一罐汽水（375 毫升）的人，吃的游離糖更少。這時，單純計算水果味硬糖和汽水對血糖的影響程度似乎很可笑。我們應該先關心進食的總量，再看其中的糖對血糖的影響。

血糖負荷（GL）的計算方式是：

GL = GI/100 × 該食物中可消化碳水化合物總量

這個公式代表一種食物對血糖的總影響，是它對血糖短時間內影響的程度與它含有的可消化碳水化合物總量的乘積。前面提到很多食物與血糖關係的刻板理解，基本上來自錯誤地認為 GI 是最佳的詮釋，而忘記碳水化合物的量也極其重要。

對於日常的混合型飲食方式，還有成分複雜的食物，我們最好關注其 GL，即對我們血糖整體的影響。這個數值愈小，代表在一段時間內對血糖升高的影響愈小，而且含有的可消化碳水化合物總量也不會太高，整體上是一種「血糖友好型」食物。在戒糖初期，這個指標對於很多對食物並不了解的人來說是非常大幫助。這個數值同樣可在悉尼大學的 GI 數據庫裏查到：

食物名稱	GI ↑↓	每份質量（克）↑↓	每份所含可消化碳水化合物總量（克）↑↓	GL ↑↓
長粒白米飯（金冠品牌）	76	150	40	30

以長粒白米飯為例，煮熟後的 GI 值是 76，屬高 GI 食品；同時我們還要看每份米飯（150 克）含有 40 克可消化碳水化合物，所以一碗 150 克白米飯的 GL 約為 30。這個數字單獨看可能意義不大，我們來看看另一熱門主食——麵條，來作對比。

食物名稱	GI ↑↓	每份質量（克）↑↓	每份所含可消化碳水化合物總量（克）↑↓	GL ↑↓
鮮麵條	82	180	42	34

麵條的 GI 也非常高，因它完全用麵粉製作而成，所以 GI 值 82 不足為奇。為了公平，選擇含水分比較高的新鮮麵條而不是乾麵條，一份取 180 克，比白米飯多 30 克，通過換算後可得到 150 克新鮮小麥麵條的 GL 約為 28.3。這與白米飯不分伯仲，難怪它們常被比較。在選擇主食時，米飯和麵條基本上可互相替換，因它們同屬高 GI 和高 GL 的主食。

那優秀的主食類食物的數據如何？來看看我向來推崇的豆類主食，這裏舉的例子是中西流行的白腰豆，其做法通常是泡水過夜後烹煮。

食物名稱	GI ↑↓	每份質量（克）↑↓	每份所含可消化碳水化合物總量（克）↑↓	GL ↑↓
白腰豆（浸泡後煮 17 分鐘）	14	150	25	3

在數據庫裏，150 克白腰豆浸泡後煮 17 分鐘，其 GI 只有 14，更驚人的是 GL 竟只有 3；但乾白腰豆本身含有高達 60% 左右的澱粉，是名副其實的澱粉類主食，可見豆類的澱粉與精製穀物的澱粉在體內的吸收效果確實天壤之別。

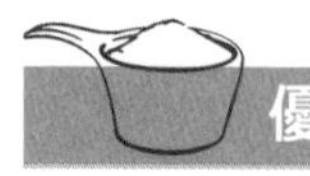

優質的食品——藜麥

最後，我分析一下近幾年在國外興起的「藜麥風」。藜麥是原產於南美洲的一種主食型蔬菜，常見的藜麥有黑色、紅色和白色，其中白色藜麥的口感最軟糯，也最接近白米飯。它的特殊之處在於雖不是穀物，但完全可充當穀物的角色且營養充足。它含有人體所需的必需氨基酸、必需脂肪酸和各種微量營養素，作為主食型蔬菜含有超過 60% 澱粉（乾藜麥），所以在 20 世紀 80 年代被美國國家航空航天局用作宇航員的糧食。聯合國更因為藜麥為全人類營養作出的巨大貢獻，將 2013 年定為「國際藜麥年」，向全世界推廣這種既經濟又營養全面的優質食品（相對肉、蛋、奶等蛋白來源），希望更多人通過進食藜麥擁有更健康的生活，藉此緩解全世界飢餓和營養不良等問題。「國際藜麥年」其實是一個非常貼地的行動，我希望藜麥以一種更親民的方式被引進日常餐飲，而不僅作為都市精製而昂貴沙律的點綴。

食物名稱	GI ↑↓	每份質量（克）↑↓	每份所含可消化碳水化合物總量（克）↑↓	GL ↑↓
藜麥（煮熟後冷藏，微波加熱 1.5 分鐘）	53	150	25	13

藜麥的 GI 是 53，剛好在低 GI 的上限之下，在主食型食物裏算是低 GI 食物。藜麥的口感尚算軟糯（尤其是白色藜麥），與同樣低 GI 口感非常不友好的燕麥片相比要優越不少。150 克煮熟的

藜麥，其 GL 只有 13，比同等重量白米飯和半份麵條還要少，所以藜麥在穀物當中被推崇，並不只是營銷策略，實際上它的確是一種優質的主食，非常適合我們每天食用。

分析了以上幾種穀物、豆類及藜麥的 GI 和 GL，相信大家對我們日常的主食有了更深的認識，也不會再為麵條和米飯哪個對血糖更好而爭論不休，自然也對為何營養師常常推薦大家吃雜豆和藜麥這種「跨界主食」有更理性的認識。

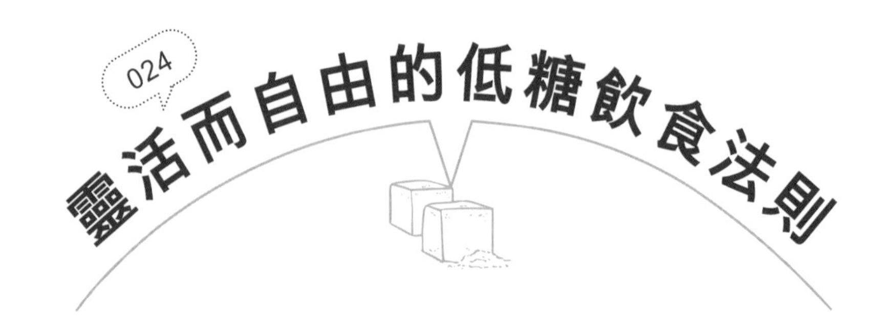

024 靈活而自由的低糖飲食法則

在此章節，除讓大家更系統地了解我們常說的 GI 和 GL 背後的科學意義，更重要的是打開關於「主食」這個詞語的視野。

在精製米麵之外，還有廣闊的主食世界等着我們探索，填飽胃的同時滿足身體的需求。要知道，穀物作為主食的概念主要源於經濟能力的限制和習慣，而非個人必需的飲食規則。因此我們要在飲食上獲得自由，就必須先用知識和理性去拓展眼界。

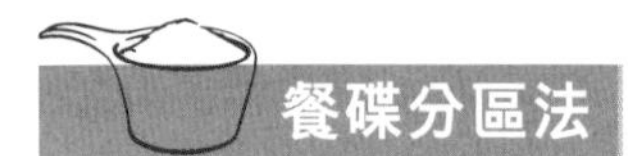

餐碟分區法

在了解科學對血糖影響程度的兩個定義後，我們如何規劃自己的低糖餐碟呢？

在中國並沒有非常成熟的測量機構提供可靠的參考表格，我們要如何規劃一日三餐才能自由健康地進食？

方法就是，給自己的餐碟分區。所謂的分區並不是讓大家購買小孩子或食堂使用的分割餐碟。這個分區的概念是將每頓飯的食物按類別分開，對於混合了各種食材的菜餚（如魚香肉絲或炒三鮮），則盡量根據主要食材構成來劃分，形成以下的餐碟（見下頁圖 6-2）。

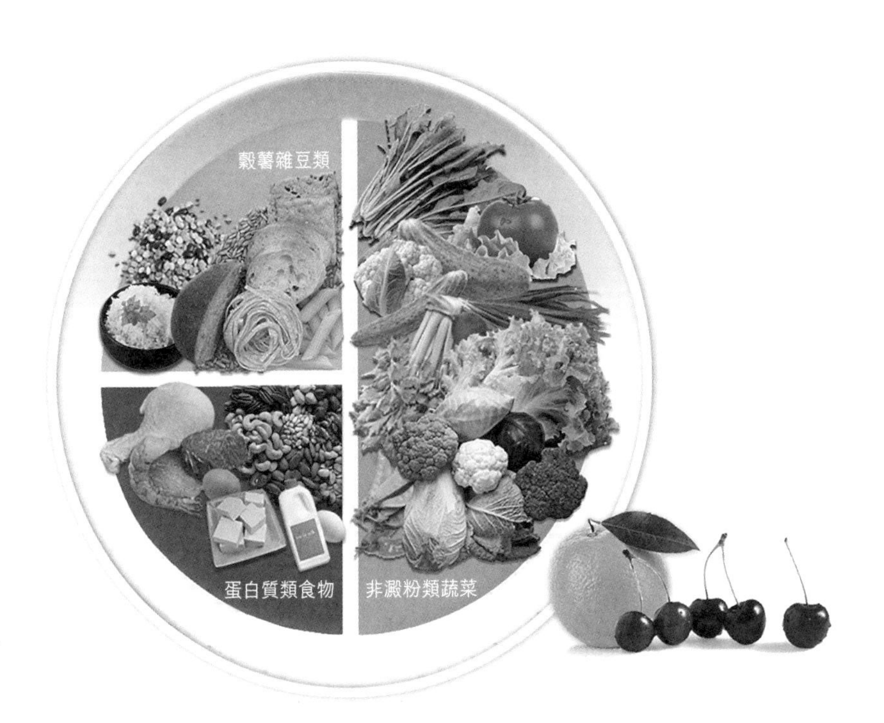

圖 6-2　餐碟分區示例

這是最簡單的情況，即將餐碟劃分為 3 個主要部分：

1. 蔬菜類

最大的部分是蔬菜（注意不包括含糖多及澱粉含量在 10% 以上的澱粉型蔬菜）。不要讓清炒薯絲、炒山藥、涼拌藕片和蒸芋頭這類澱粉含量頗高的蔬菜佔據餐碟 1/2 份，要知道此部分基本上不應對血糖產生不良的影響。相反，蔬菜富含膳食纖維和植物化學物質，讓餐碟內其他含快速消化碳水化合物的食物消化吸收得更慢，成為牽制「血糖生成」的重要角色。

2. 蛋白質食物

另一半的餐碟，先說以蛋白質為主的食物。這部分食物的選擇非常廣泛，絕大多數動物肉類可納入此範圍，還有蛋類及植物性大豆（蛋白質含量高達 35%）。要注意，乳製品不納入此範疇。

3. 穀物、雜豆類

最後大約佔餐碟 1/4 的主食部分，需要重點解釋一下。如果說那一半蔬菜的質量和多樣性決定飲食質量的上限，這 1/4 的主食選擇可決定飲食質量的下限。目前絕大多數關於飲食質量的研究發現，飲食質量最差的人其飲食通病在於：吃太多精細碳水化合物型主食，或用富含澱粉和游離糖的加工型零食代替這部分主食。以下的餐單是常見的飲食模式：

早餐主食：夾心小蛋糕（配料：雞蛋、小麥粉、白砂糖、精煉植物油、人造牛油、各種食品添加劑、澱粉、海藻糖、食用鹽、食用香料）

午餐主食：白米飯、粟米半條

晚餐主食：麵條一碗

加　　餐：沙琪瑪一個（配料：葡萄糖漿、小麥粉、精煉植物油、雞蛋、白砂糖、乳粉、芝麻、食品添加劑）

以上的餐食存在非常嚴重的主食質量低、成分單一的問題，無論其他部分如何搭配，在碳水化合物的質量和數量上，一天的飲食難以提升質量，所以，主食的質量直接影響整體健康與疾病相關的部分，即我們身體會因此出現問題。

第 7 章

戒糖第三步：在家入廚和選擇低 GI 餐

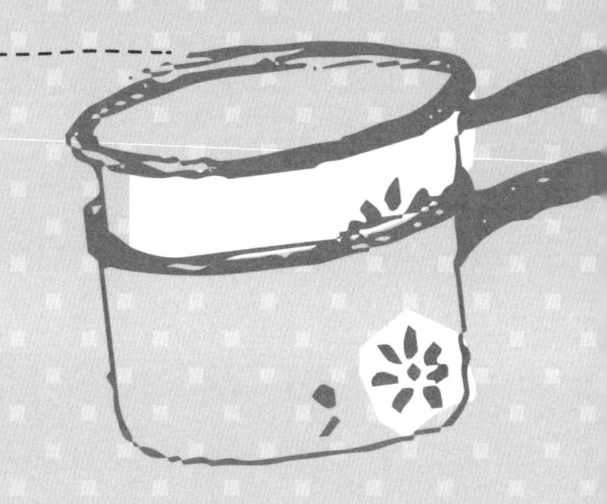

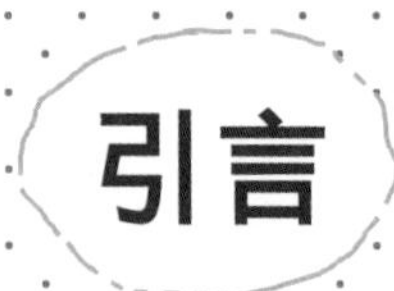

引言

回歸烹飪，不僅是一種更關注自我健康的過程，還促進家人親密關係的發展。飲食的美好總離不開愛的表達，世界上最美味的食物也是兒時媽媽做的菜餚。想更健康地吃飯，回家進餐吧！和所愛的人一起享受食物的真味道，毋須下糖也很甜。

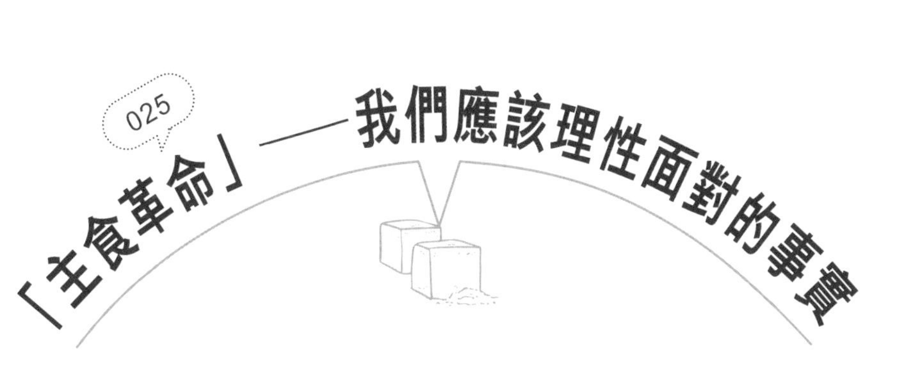

025 「主食革命」——我們應該理性面對的事實

到街市買菜時都會遇到一個難題：今天吃甚麼？

這不僅是生活中常見的問題，更反映我們在日常飲食上缺乏系統規劃和營養搭配的理念。想解決該買甚麼的問題，當然先回答該吃甚麼。

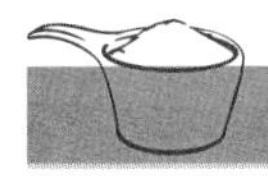

提高主食的質量

如前一章節所說，實行平衡餐碟的概念非常重要。對於想戒糖的人來說，規劃餐碟最重要是兩方面——嚴格掌控主食的質量（提高餐碟質量下限），努力提升蔬菜的質量和多樣性（刷新飲食質量上限）。

第二方面並不是本書的重點，暫且不說，但提高主食的質量正是正餐戒糖的最重要一環，我們需要掌握的核心思維是——主食是用來提供熱量和填飽肚子的食物。這個說法看似平平無奇，為甚麼說它是核心思維呢？

過去經濟和技術不發達，主食被放在一個很重要的位置上，甚至是最主要的位置，所以稱為「主食」的原因。在生活窘迫時，飲食的主要及唯一的意義在於讓我們有能量活下去，甚至多點蛋白質和脂肪讓我們活得更好。

在這種情況下，吃下去的絕大多數是富含碳水化合物的穀物和薯類，因它們以最高的效率讓人達到生存之目的。隨着經濟發展，吃飯之目的已漸漸遠離當初樸實的願望——活下去，而是變成更強壯、病痛更少、更長壽、吃出更高顏值和更好身材之目的，所以也需要轉變對食材的選擇。老一輩的人往往有一個信念——不吃米飯或麵食就不是一頓完整飯。這個信念對於經歷過苦日子的他們來說確實是樸素而實在的，畢竟攝入足夠的能量和吃得飽足才是實在的一頓飯。

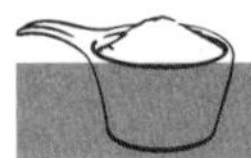

不合理的飲食理念

但對我們來說，熱量過高和過度刺激飽腹感反而是重要的問題，所以通過澱粉型主食吃得飽，吃高熱量並不適用。現在有很多人想改變這個想法，他們的做法是簡單粗暴地直接去除所有主食——米飯、麵條、麵包、薯類等，但去掉主食後，顯而易見的缺點就是飢餓。飢餓不僅是肚子空空的感覺，還有大腦長期接受碳水化合物刺激後，留下對碳水化合物高度渴望而得不到滿足，稱為「心理上的餓」。

現代人長期實行以快速消化碳水化合物為主的飲食結構，讓大腦對高血糖水準有了「記憶」。若這個水準一旦不被滿足，尤其粗暴地直接去掉主食和其他富含游離糖的食物時（雖然會在短時間內讓血糖水準下降），由於身體的習慣性，我們從身體至心理也難以接受這種急劇的轉變。這就是為甚麼當下很多年輕人嘗試「生酮飲食法」後身體出現很多不適反應，更嚴重的是，很多人因此對甜食和富含快速消化碳水化合物的食物產生了不可抑制的渴望，最後造成「飲食障礙」，這都源於不合理的飲食理念。

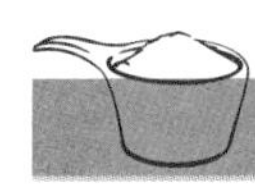

滿足身體所需，適當飲食

凡事也不可以走極端，適可而止才符合其運轉機制。如今，大多數人已擺脱上幾代人經歷的貧困和食不果腹的日子，反而飽受過度進食和快速消化碳水化合物攝入過量之苦。我們不該機械式地執行上幾代人的飲食標準，更不應不經思考而拋棄主食及一切含碳水化合物的食物，後者是一種更愚蠢的錯誤。正確的做法是基於當今的生活條件滿足身體所需——恰到好處的能量、充足的營養素，這才稱為適應當下的膳食。

其實，我們正經歷一場「主食革命」，餐碟的食物發生結構性變化，更深遠的意義在於，生活節奏加快，需求重心轉變，食物也隨之進化，以適應大腦和身體對營養的嶄新需求。無論是過去的工業革命，還是如今方興未艾的人工智能浪潮，將我們的力量從着重體力，轉變為大腦上。

這個巨大的轉變關乎我們的生活方式，很多人很少從事繁重的體力勞動，連很多需長時間站立的工作也被機械人取代，體力勞動時間驟減帶來了對熱量需求的減少。在我們身上確實發生的變化是，從過去被動地工作變成如今「主動地揮汗」，這不就是如今紅遍全世界的健身熱潮嗎？正因為過去重體力和高熱量飲食的平衡被機器打破了，我們不再付出多體力，但食品工業卻仍高速生產能量密度高的美味食物（如芝士蛋糕、薄餅、汽水、重脂肪的小點心等）。為了身體平衡，社會上出現了以下四種心態（見下頁圖 7-1）：

1 無動於衷派——部分人不願意轉變，繼續進食美味食物，他們肥胖甚至超重，血糖不受控，年紀大了在醫療和藥物的幫助下苦苦掙扎；

2 警覺節食派——部分人開始警覺，於是採用節食的方式，放棄主食、澱粉、糖，開始按照網上的菜譜做出寡淡的西蘭花、雞胸肉，日復一日，偶爾會放縱，然後內疚，常年在食欲不被滿足和心理愧疚中度日；

3 瘋狂健身派——部分人察覺到運動不足是問題所在，於是開始每天跑步 5 千米，舉重、深蹲、硬舉負重訓練、卷腹等運動循環，長期在健身帶來的美體效果與對飲食的克制中時喜時悲；

4 自然飲食運動派——部分人聽從身體的聲音，在運動量驟減的現代生活裏保持自然的飲食和日常運動，不強求運動形式，也不為享受美食而愧疚。

這四種心態正是當今社會的真實寫照，並不是説前三種人比第四種人更失敗，而是前三種人可能過度執着於某些並非問題根源，反導致自己對當下失去察覺，從而情緒化地面對飲食、運動和自律問題。

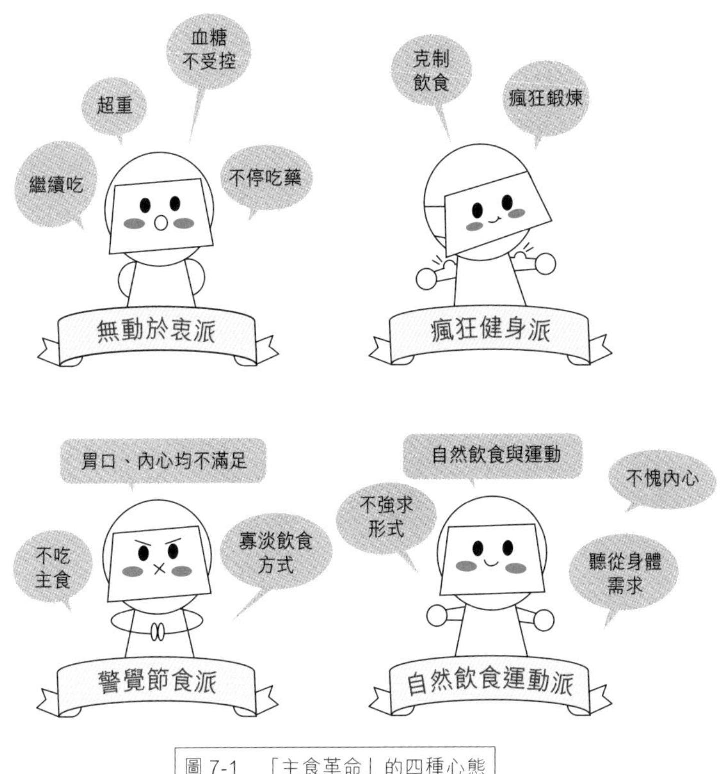

圖 7-1 「主食革命」的四種心態

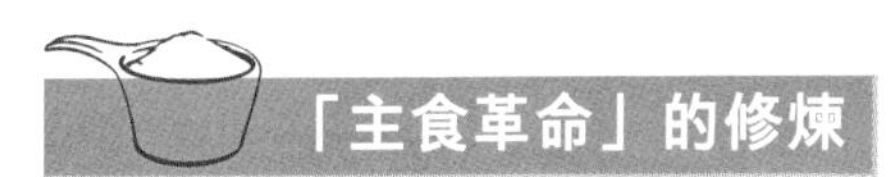

「主食革命」的修煉

究竟如何理性地對待這場「主食革命」？第四種心態是如何煉成呢？

「主食革命」是一場飲食觀念的進化，是對變化的環境、工業和生活節奏的一種適應力，有第四種心態的人敏感地意識到周遭環境的變化和自己身體的反應，又或遵從古樸而充滿智慧的養生理念，他們懂得「飲食有節，起居有常，不妄作勞」這個道理。

即使在能量過剩而營養不平衡的大環境，他們依然對誘人的食物保持克制——貪戀白米飯的軟糯而忘記份量；學會享受自然草本茶飲和蔬果的味道，而不沉溺於人工的甜飲料；理性看待琳琅滿目的烘焙產品，既追求味蕾的極致享受，又恰到好處地讓身體吸收和利用這些加工食品中的熱量。這種能力完全可以通過以下練習獲得。

一、主食革命第一步——逐步戒除對甜味的依賴

戒糖的原因有以下三個：

1. 糖吃得愈多，甜味感覺愈不靈敏

甜味在化學上是一種單純的糖分子對味蕾受體的刺激作用，相當於糖與味蕾接觸後引發身體的一連串反應，但吃得愈多、愈密集的糖，味蕾反而因甜味過度衝擊而變得不敏感。試想一下，西瓜在絕大多數時候都讓人覺得很甜、很美味，而吃過榴槤等更甜膩食物後再吃西瓜，我們往往感受不到西瓜的甜。主食過於甜膩在早餐尤其明顯，西方國家流行加了大量楓糖漿的鬆餅作早餐（很多鬆餅本身有糖）；中國國內流行的早餐食物有甜八寶粥、加糖豆漿等，「主食革命」的第一步就是把富含添加糖的食物當作偶爾吃的零食，而非每天早上進食的主食。

如長期攝入過甜的食物和飲料，逐漸不滿足於那些只有天然甜味的食物，而尋找甜度更高的食物和飲料。生活中常見的例子是那些「無法喝白開水」的人，他們必須喝帶甜味的飲料，因甜味的刺激才是習慣的口感。

想戒糖，身體需要為戒糖做好準備，慢慢訓練自己在口感和精神上對甜食的依賴。最好的做法是循序漸進，先從日常消耗量最大的含糖食物開始，例如早上吃的甜忌廉蛋糕、午飯後的甜汽水，或下午茶的朱古力批。你可按照以下三個階段實施：

1 替代法——用天然帶甜味的食物作為替代品（羅漢果茶或果汁代替汽水；乳酪配水果代替朱古力；無糖烘焙食品配少量蜂蜜代替現成的甜食品）；

2 降低濃度——完成替代法後，需要慢慢降低甜味的濃度（如稀釋的果汁；將乳酪換成低糖或無糖配搭水果；減少蜂蜜用量）；

3 重獲自然豐富的口感——如果你順利度過以上兩個階段，你很可能擺脱「糖上癮」帶來的不自由，而進一步進入「自在的戒糖生活，即容許自己偶爾放縱，讓生活整體處於掌控的狀態（於本書稍後的章節將提到如何達到這種自在的戒糖狀態，收穫心理上的自由）。

2. 過度吃糖：你在迫使大腦失調

甜味與大腦中是聯繫的，需要花點工夫才能控制。糖在我們的身體啟動上癮的反應，是因為血液裏過多的糖對大腦神經產生異常的影響。在高糖的壓力下，大腦啟動這個不正常的上癮機制，「愛吃糖」實際上是現代人的一種病，而不是被合理化的本能。長輩認為吃甜食令人更加愉悦，這是當時物資匱乏環境所致，但現在環境改變了，甜餅乾一塊接一塊不離手，喝甜飲料不喝水，這的確是一種病，並非本能所致，是吃太多糖改變了大腦的正常功能。

這是很多重度甜食愛好者所說，知道吃甜食對身體不好，但有極強的欲望使自己去吃。這就像很多酗酒的人對酒的鍾愛——知道不好，但卻是離不開。

3. 愛吃糖和澱粉，可能與壓力、情緒有關

第三個讓我們對糖愛不釋口的原因，可能來自內心。不是身體想要那些多餘的能量（低血糖除外），也不是因為你對糖上癮的狀態已經很嚴重，其實你很可能只是累，或感覺身體沉重、精神疲憊。在這種情況下，糖實際上成了你的心靈療癒品。

這個原理的核心在於吃甜食與身體激素有直接的關係。

過去很多實驗發現，吃甜食是很多壓力大的上班族最愛的選擇。甜品店的高糖美食，超市裏厚厚朱古力的能量棒，被天天加班無暇做飯的上班族和對健康知識全不了解或不在乎的人吃掉很多。後者可能因為對健康的無知只能被加工食品誘人的口感牽着鼻子走；對上班一族來說，他們很多時候在「感受甜」放鬆之間建立了一個心理和體感上的聯繫，每當壓力大、緊張、焦慮、不知所措時，一個包着糖霜、充滿澱粉的甜甜圈往往是他們慰藉心靈的食物。

當然，這些食物進入身體後，確實很快被消化，然後變成葡萄糖讓血糖水準上升，讓我們感覺清醒、警覺及飽足，但卻令血糖在短時間竄得太高，通過吃大量甜食緩解焦慮的效果，往往很快被急劇掉下去的血糖摧枯，讓人陷入吃了一肚子甜膩食物卻還覺得身體和心靈雙重饑渴的窘境。像這樣把飲食和情緒不合理地聯

繫在一起是不科學的，除了甜食，重口味的食物（如麻辣火鍋、燒烤、啤酒等）特別吸引忙碌的人，也是因為這種減壓的效果。

大家在戒糖時需要觀察吃糖背後的動機及因素，如上述藉糖來減壓的人，應該先學習處理壓力的方法，例如通過心理諮詢找出焦慮的根源，利用冥想或其他身心靈療癒方式解決心理問題。通過樹立正確的飲食觀，就能對這類比較頑固的飲食和情緒問題有更合理的解決辦法。

二、「主食革命」第二步——減少對澱粉的過度依賴

如果對糖的上癮比較容易解決，那降低對澱粉的依賴可稱為高階級「主食革命」。全世界的人對以澱粉構成為主的食物，都有着不可磨滅的熱愛，哪怕是與甜味絲毫不沾邊的食物。從中國人愛吃的白米飯、饅頭、花卷、包子、麵條、油條、粥，到西方人割捨不下的意粉、鬆餅、麵包、曲奇、薯蓉、粟米片等，口感各異。這些食物本身沒有強烈的味道，可製作成各樣的食物（煎、炸、烤、蒸俱全），而且口感變化多樣，非常適合一口接一口地吃，最具吸引力的是價格便宜。與昂貴的肉類和難以長時間保存的蔬菜（新鮮蔬菜在西方發達國家有時比肉還貴）相比，這類以澱粉為主的食物是「便宜、份量多、美味」，難怪風靡全世界，並且主導絕大多數人的餐碟。還有部分人甚至對此養成習慣，這也是導致飲食不均衡的很重要的因素。

撇除經濟這個因素，對於可以自主選擇食物的人來說，要破除這種思維，需要科學認知的支持。

1. 蔬果也提供碳水化合物來源

首先，碳水化合物不只是來源於澱粉。很多人認為澱粉型食物最適合作為主食，是因為他們認為飲食中碳水化合物需要佔最大的比例。後半句話其實沒有問題，目前營養學研究確實發現碳水化合物供能佔總能量 50%-60% 是比較合適的範圍，進食約 50% 的能量來源於碳水化合物是沒錯的。

但是來源於碳水化合物不等於來源於澱粉，更不等於來源於可快速消化的精製主食。大量的蔬果（如蓮藕、栗子）也有定量甚至較多的碳水化合物，而且膳食纖維也可作為碳水化合物的一分子，可以給身體提供極少的熱量，所以不要以為蔬菜的大量膳食纖維毫無貢獻。

2. 全穀物及雜豆是優質主食

其次，被我們長期遺忘的全穀物和豆類也是以複合型碳水化合物（澱粉及膳食纖維）為主體的優秀主食。由於口感不討好而且烹飪手法複雜，這類主食不被重視。很多流行病學實驗發現，全穀物攝入增多與整體飲食熱量下降是有關聯的，主要因為全穀物的飽腹感比缺乏膳食纖維的主食強不少，而且同等份量下，全穀物熱量更低。如今很多人面臨能量過剩和營養素缺乏的雙重飲食問題，適當地將部分精製主食換成全穀物是明智的做法。

豆類不僅可以作為優秀的主食，在很多營養學流行病實驗中，豆類（除了以蛋白質為主的黃豆）甚至被歸為蔬菜的一部分，增加豆類相當於增加每天蔬菜的份量。儘管我們傳統印象中，蔬菜和雜豆類營養差異比較大，但由於它們富含膳食纖維和營養素，所以才被統一歸類為「需要吃最多」的類別。我們每天安排飲食時，如計劃一天吃 6 份蔬菜，那麼其中 4 份可以分給各種顏色的「傳統非澱粉類蔬菜」；2 份是各類雜豆。這樣主食的穀薯類就可以相應減少 2 份，它們可以完美地被雜豆類代替，而且是優化的替代品。

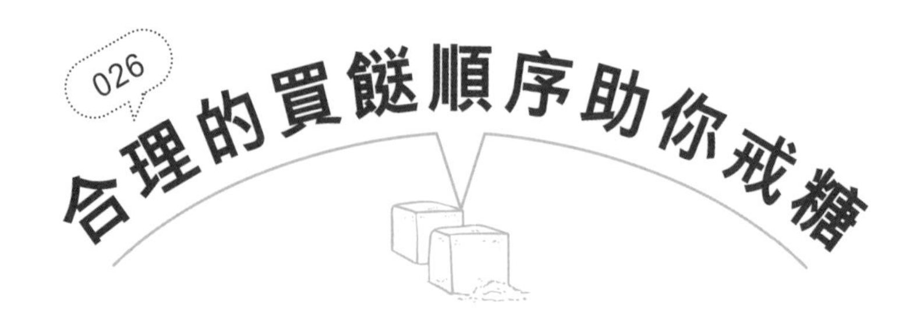

要應對飲食的更新換代，我們買餸時勢必多費一些心思，尤其是在順序和比例上。大家一定會有疑惑：為甚麼買餸與戒糖有關係？那是因為我們在飲食健康上遭遇的很大部分出在購買食材這個重要的環節上。很多時候，我們之所以飲食不均衡，要麼是因為意識的局限，僅根據習慣、口味和價格購買食材，而少有考慮飲食與健康的關聯，是因為市場提供的食材有限，卻很少主動尋求更科學的解決方案。

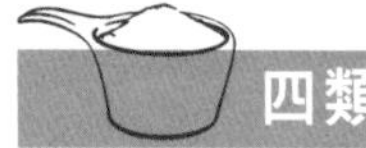

四類優質食品

對於第一種情形，必要的營養和健康知識就是我們所需要的武器。在購買食材時，我們一定要選購符合身體真正需求的食物，優先規劃營養密度最高的那部分。第一種類食品是深色的蔬菜和水果，這些是身體營養素的集中來源，淺色的蔬果不是不能選，但不是優先選的對象。第二種類食品，我們該着力於優質蛋白質（如豆製品、海鮮或魚類、蛋類），然後才是紅肉類。第三種類食品，我們該考慮必需的脂肪酸的來源。ω-6 多元不飽和脂肪酸這種來自多數植物油中的亞油酸，我們的身體幾乎不會缺乏，毋須額外考慮，反而應看看自己在烹飪中是不是使用了太多含有亞油酸的植物油。α- 亞麻酸 ω-3 多元不飽和脂肪酸的來源太少，為此我們應該優先加入深海魚、深海罐頭魚（無添加最好）、亞麻籽和堅果類。第四種類食品才是照顧味蕾和愉悦感的食材，想想最近想吃些甚麼零食，又或想來一杯甚麼飲料放鬆一下。

這種有順序的規劃，其實類似於我們在學習和工作中把所有的任務按照重要性和緊急度劃分成四個範疇（見下頁圖 7-2）。

第一種類的蔬菜既滿足了身體大部分的營養素需求，又只佔用非常少的能量配額，一旦缺乏，我們還會出現口腔潰瘍、感冒等小毛病，所以它們是重要的類別。第二種類的優質蛋白質食物，屬非常重要但是我們日常不是特別容易缺乏的，所以放在重要不緊急的第二位。接着是必需的脂肪酸，可以理解為次重要的任務。最後一類就非常好理解了，吃精製加工和令人愉悦的調味食品實際上並不是身體健康必需的部分，它讓我們放鬆和轉換注意力，以便更高效地繼續生活。

很多人的飲食問題在於，他們把本用來放鬆的東西變成了生活的主旋律，並為此疲憊不堪。這與我們過度依賴讓人愉悦的甜品和過度進食精細的澱粉製品極其相似，所以才有與體重和疾病的鬥爭、不愛吃飯的態度，又或對運動盲目迷信而不能自拔，以致把自己練出一身運動損傷卻還相信體重只能靠運動來控制。這些都是由缺乏「飲食的娛樂性」這一觀念導致，部分原因是前面所描述，在過去重體力且食物不豐盛的年代，飲食的最大作用是飽腹和生存，人們幾乎很少有精力和機會將食物視作一種娛樂。但工業化食品後，我們顯然對這種「食品娛樂化」無所適從，沉溺於味覺的享樂；極度抗拒，繼而壓抑欲望；逼迫自己天天在跑步機上「苦戰」以甩掉多吃下去的熱量。

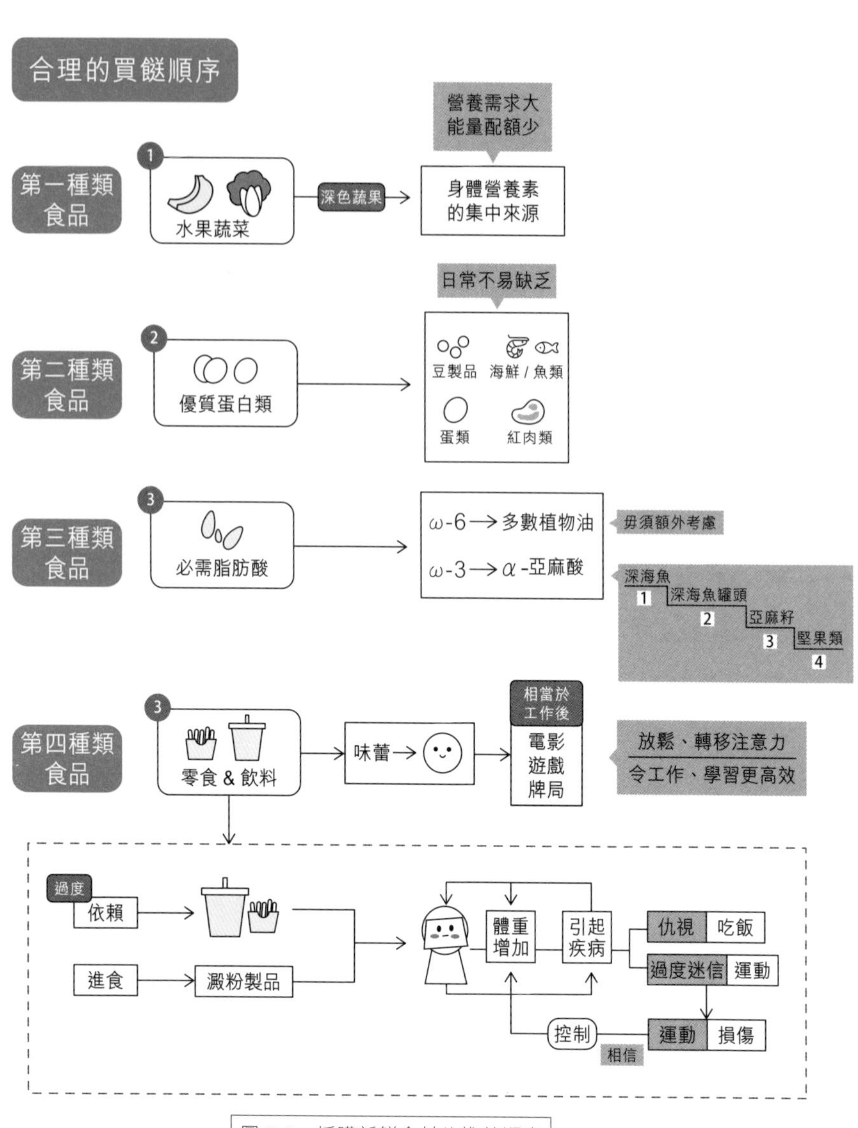

圖 7-2　採購新鮮食材的推薦順序

要建立與食物的關聯，一定要從頭認識它們，多到街市或超市看看新鮮的食材和豐富的食物種類。

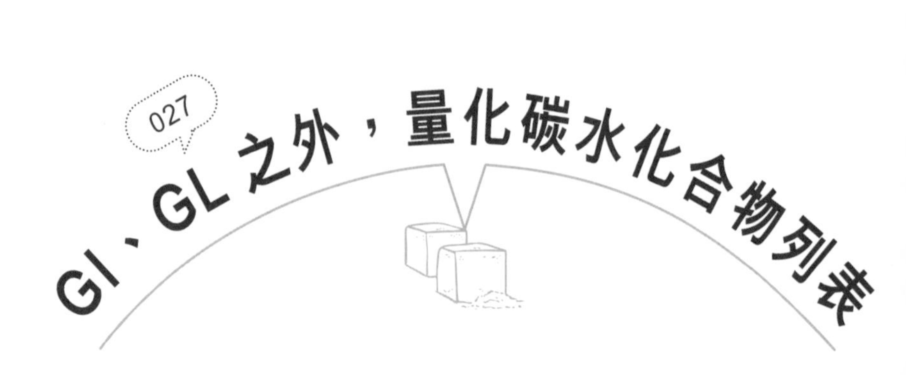

GI、GL之外，量化碳水化合物列表

說完了買餸的順序，在進行搭配組合的時候我們該注意甚麼呢？前面所介紹的 GI 和 GL，是我們在戒糖的過程中重點考慮的要點，其中 GL 是更重要、更實用的。

在戒糖過程中，我們毋須刻意降低碳水化合物的量，而是通過更加平衡的飲食，讓血糖的波動幅度更小、更平緩。這樣的飲食恰恰需要我們盡可能避免游離糖和快速消化澱粉，在飲食搭配上不本末倒置（為了戒糖而忽略均衡飲食本身）才是最重要的目的。

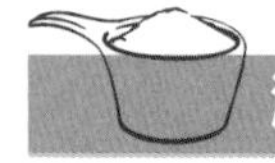

游離糖和澱粉量化碳水化合物飲食法

在日常飲食裏，GI 並不是一個特別好用的參考指標。這點也被很多營養研究者證明過，因為 GI 的參考來源很有限，又限於某種食物單獨吃才具有參考意義。我們不太可能單獨吃一碗麵而不加任何油脂和配菜，知道麵條的 GI 只能提示我們該控制量和多吃其他菜的作用，並不能讓我們直觀地安排全天飲食。

甚麼數值才是需要我們更加留心參考呢？那就是 GL。我不建議大家真的計算這個值，因為涉及 GI 和食物中可消化的碳水化合物，會給大家的生活徒添很多痛苦。我們可以用游離糖和澱粉兩個值量化碳水化合物，量化碳水化合物列表的好處就是割裂平衡飲食與戒糖本身的關係。本質上，戒糖和正常的飲食是一樣的，因為它們的目的都是讓人們更健康、更自在地生活。戒糖不應一時興起的健康風尚，否則戒糖不僅不能持久帶來健康獲益，反而可能因為過度改變生活習慣而產生反作用，讓人們更加抵觸這種飲食方式。要想長期實踐真正的抗糖和抗衰老的飲食，一定要有「每一口都算數」的思想，這也是通向健康生活方式的唯一道路。

例如一個成年男性每天需要的熱量是 2,000 千卡，按照飲食中有 55% 來自碳水化合物計算，每天需要吃 275 克碳水化合物（把膳食纖維算成一半的可消化碳水化合物），我會推薦以下的飲食計劃（見表 7-1）。

表 7-1　基於 2,000 千卡熱量的健康飲食計劃

食物種類	碳水化合物重量（克）	食物實例
游離糖	0 克	無
天然糖 —— 乳製品	15 克	牛奶 300 毫升
天然糖 —— 水果	25 克	蘋果一個、奇異果兩個
快速消化澱粉 —— 精製穀物	50 克	白米飯一碗、梳打餅乾兩塊
快速消化澱粉 —— 根莖蔬菜	40 克	馬鈴薯、芋頭、山藥
慢速消化澱粉 —— 全穀物、雜豆類	100 克	燕麥、無糖八寶粥、鷹嘴豆蓉、紅腰豆、綠豆、赤小豆
慢速消化澱粉 —— 蔬菜	30 克	所有非澱粉類蔬菜
其他類碳水化合物	15 克	膳食纖維按 30 克折算而成
總計	**275 克**	

在這個表格裏，我們可以看出游離糖確實能保持在「戒斷」的水準，但是依然有很多口感豐富又有趣的食物可以選擇，如 300 毫升純牛奶或者加了水果的無糖乳酪（加糖的乳酪含游離糖）。在主食方面則需把精製穀物（含有大量快速消化碳水化合物）減少到一碗白米飯，然後加餐時還能來兩塊梳打餅乾（不添加游離糖）。

剩下的就是我想強調的部分，即主要碳水化合物的合理來源，包括營養較為豐富，卻相對便宜、容易購買的食物——全穀物、豆類、根莖蔬菜，都可以代替你平時多吃的那一碗米飯、一碗麵條、兩片麵包。我建議讓 GI 普遍比較低的全穀物（不是加工的全穀物）和豆類佔據近 50% 的碳水化合物的量，剩下的由精製穀物和根莖類蔬菜平分秋色，讓我們的飲食更富有樂趣。

剩下的碳水化合物則是我們「被動攝取」的，來自主食以外的部分。如你是位身材嬌小、運動量比較小的女性，你則需要根據上表減少所有主食的份量，但是需要保證攝入等量的蔬菜和水果（對絕大多數成年人來説是同樣的要求）。這個時候，我建議你按比例減少，而不是直接放棄吃某類食物，從而保持整體飲食的平衡。如果你的腸胃耐受得了，也可以完全放棄快速消化碳水化合物，嘗試把所有主食換成豆類、薯類和少量全穀物，因為精製穀物的主要作用是提供愉悦口感和熱量。如果你已經覺得很愉快，其實就真的不需要額外刺激了，這點平衡希望大家都能慢慢找到。

我希望你能真正理解「我們需要的是碳水化合物而不是白米飯和白麵包」這句話的意思。

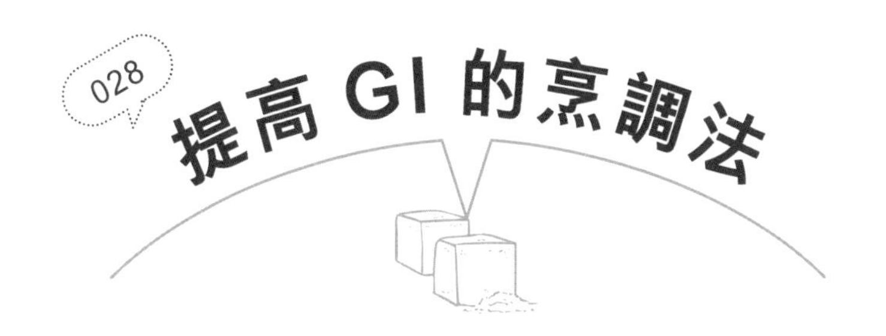

說完買餸和配餐的邏輯，接下來就是烹調了。烹調也是在日常生活中顯著影響身體健康，卻不太被人重視的環節。

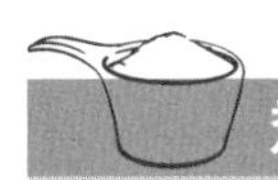

煮法與 GI 的影響

可消化的碳水化合物，尤其是澱粉這類特殊結構的碳水化合物，與食物的溫度、口感、發酵與否都有直接的關係，我們來看看各種烹飪方式對食物的消化速度和 GI 有怎樣的影響（見表 7-2）。

表 7-2　食材的烹飪方式對 GI 的影響

食材	烹飪方式	GI 的影響	食物舉例
水果	直接吃	不影響	香蕉
	榨汁	大幅度提高	火龍果汁
	煮熟吃	小幅度提高	燉秋梨
穀物	煮成粥	大幅度提高	白粥、小米粥
	適度蒸、煮	不影響	蒸糙米飯

食材	烹飪方式	GI 的影響	食物舉例
穀物	磨成粉沖水喝	大幅度提高	五穀即溶粉、即溶麥片
	磨成粉加工成零食	提高（幅度取決於配方）	大米餅
	加工成麥片	提高（幅度取決於配方）	早餐粟米片
	非發酵烘焙	降低（取決於配方）	烤麥片、烤藜麥（添加油會降低 GI）
	發酵型烘焙	通常提高	麵包
	非發酵型膨化	提高	膨化型小麥粉零食
	用油炒熟	降低	蛋炒飯、三絲炒麵
薯類	油炸	降低	薯條、薯片
	適度蒸、煮、烤	不影響	烤番薯
	製成薯蓉	提高	薯蓉
穀薯類	製成乾粉絲、麵條	降低	乾粉絲、乾番薯粉、乾意粉
	新鮮粉絲	提高	鮮米粉、現做拉麵

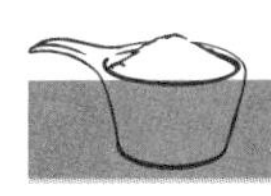

外賣、聚餐——一招教你辨別 GI 和 GL

如我們能有時間和精力掌控飲食，很多飲食相關的問題解決起來可能會容易得多。外出用餐和外賣就是交通和物流便利的產物，讓在家烹飪的普及率變得前所未有地低。

面對這樣的生活環境，只講解在家做飯的好處顯然沒有多大意義，所以在外用餐和外賣得尤為重要，或許也是更符合現代生活的一種哲學。

從用餐者的角度來看，外賣、外食存在的重大問題是食材營養不均衡和過度使用調味料（糖、鹽、油、味精）。食材營養不均衡主要在於為了口味和體驗感，外賣和外食通常選擇大量米飯或其他主食搭配少量菜餚，以及口味濃厚的醬汁，於是造成了以下問題：

1. 主食超多

以餐廳的一碗紅燒牛肉麵為例，幾乎 85% 乾貨重量是麵條，10% 是牛肉，而那 5% 才是應該吃得最多的蔬菜。這就直接讓我們餐碟裏的快速消化碳水化合物量飆升，雖然這樣混着油脂和蛋白質的一頓飯 GI 其實不會太高，但其中的碳水化合物非常多。這也解答了很多人的疑問——「我明明幾乎不吃甜食，怎麼還得糖尿病」，原因在於我們對食物的構成並沒有很明確的意識。例如早上吃了「皮蛋瘦肉粥＋油條＋雞蛋」套餐；中午吃了一份魚香肉絲飯；晚飯又吃了一碗牛肉拉麵，聽上去是非常像正餐的三餐。只要在這個基礎上，沒有喝可樂，也沒有吃夾心餅乾，就覺得自己的飲食結構非常合理。

這由於大家對中式快餐搭配的無知，只知道薯條、漢堡、可樂的飲食搭配不合理，但沒有意識到「薯仔牛腩飯」、「青椒肉絲飯」、「番茄炒蛋飯」、「酸菜魚米線」等搭配其實也是不合理的。後者僅在烹飪方式上可能有點進步，但是整體的搭配依然是「大量的加工主食＋少量的肉類＋極少量的蔬菜」。如我們吃着這類中式快餐，還嘲笑隔壁西式速食不健康，最後感慨自己這樣也得慢性病純屬命運不公，那就陷入了另一種健康陷阱。

是時候從頭審視自己的快餐飲食結構了，然後根據是否真正符合身體需求（而不是用感性的方式）來判斷飲食搭配是否合理。飲食搭配很可能與菜式、價格、擺盤的方式都沒有關係，而只與食材本身的質和量有關。

如果不得不選擇外面的中式快餐，最好的對策就是不選擇這類已經搭配好的主食型食物，盡量選擇可以自主選搭配菜的就餐形式（如自助模式），這樣至少可以以較經濟的方式吃盡可能多的蔬菜。如果實在沒辦法選擇這樣搭配極不均衡的主食型食物（上述所有蓋飯和粉、麵形式），那就再吃一份蔬菜，減少吃主食的量。我們千萬不要抱有「餐廳給你的就是合理的」這種錯誤的想法，覺得吃完一頓這樣的飯是正常的，因為餐廳的需求是盈利和滿足顧客的口腹之欲，很少有餐廳能替顧客考慮飲食搭配是否均衡。

而額外吃一份蔬菜的唯一缺點就是貴了點，而且可能會稍微浪費主食（當然也可讓店家少盛些飯）。如果所有人都傾向於選擇更加健康的餐飲模式，未來的餐飲商家會漸漸改變菜式，提供更多的蔬菜和更優質的主食選擇，這個趨勢其實已經在很多大城市逐漸形成。很多快餐店已開始供應灼青菜，讓我們在外獨自就餐時也能以合理的價格吃到足夠的蔬菜。外賣也越來越注意使用分隔餐盒，以追求更加豐富的菜餚形式和更健康的正餐模式。這個趨勢不僅需要營養師給予業界更多指導，來自消費者的反饋也是直接的餐飲改革動力。

2. 調味料的問題

除了搭配的弊端之外，中式快餐還存在調味料使用過度的問題（用糖問題）。其實正餐或即食產品烹飪中添加的糖和澱粉也需要我們辨別，調味料中類似的「隱藏糖」問題還存在於我們經常吃的酸甜菜餚中，在烹飪過程中會添加很多油、醬、醋，當然還有糖。這一套「美味組合」大大降低了我們對甜的敏感度和警惕度，吃一份魚香肉絲飯時很可能吃下去 15 克之多的糖。這個問題在西式快餐也存在，如漢堡厚重的醬料裏有很多隱藏糖，漢堡的麵包在烘焙過程中也添加糖以獲得更好的質地和口感。這都是我們的知識盲區。

這個調味料問題也是我們在正餐期間不知不覺吃糖的重要源頭。調味料裏之所以需要糖，是因為糖在醬汁中起到對鹹味和鮮味提味的巧妙作用，而且炒糖色也是烹飪中一個重要的上色和提升焦糖風味的技巧。所以，外賣或外食時注意調味品中的糖就成了我們要注意的了。

如何判斷外賣或外食中的隱藏糖？我們需要對菜餚進行分類，並留意菜餚中的高糖部分，如芡汁。

- 涼拌菜：涼拌番茄、油燜筍、燻魚、日本海藻或裙帶菜、日式醃漬小菜等；

- 素菜類：拔絲山藥、糖醋茄子等；
- 葷菜類：咕嚕肉、魚香肉絲、糖醋肉、宮保雞丁、紅燒肉、油燜蝦、燒汁小排、黃燜雞等；
- 液體類：粟米羹或魚羹、中式糖水（銀耳羹、八寶粥、綠豆粥）、西式濃湯（南瓜湯、青豆湯、忌廉濃湯）、薑茶、水果茶等；
- 勾芡類菜餚：松鼠鱖魚、芡汁肉、茄汁蘑菇等；
- 西式餐飲：漢堡和沙律的醬料、香甜餐包、椰絲包、藍莓鬆餅、蛋撻、薄餅、菠蘿批、紅豆批、忌廉蘑菇湯、朱古力慕斯等。

為了增加味道，以上菜餚有很大可能在烹飪過程中額外添加了糖。在熱菜中，紅燒類和糖醋類需要添加糖才能產生足夠的風味，糖成了更豐富的醬汁和更黏稠的口感，所以這類食物不宜成為每次的正餐。

涼菜——很多涼菜在醬料裏添加少量糖，這個問題在中餐裏不是特別明顯。中式涼菜口味普遍偏清淡，醬料也是少份量的，所以我們不必為此減少涼菜，盡量選擇口味更清淡的涼菜即可。但對於西餐中的沙律類則需要額外注意，醬料幾乎佔 1/3 的沙律還是小心為妙，這不只是糖的問題，更有油脂豐富導致的熱量超標問題。事實上，外國很多沙律開始傾向使用更清淡的油醋汁或檸檬汁弄成輕酸口味的沙律汁調味，而盡量避免千島醬和蛋黃醬這類油和糖比較厚重又濃稠的醬料，以免喧賓奪主，把一盤生機勃勃的蔬菜變成了油膩膩的糖油菜。

湯羹——我在湯品中還特地指出了勾芡的湯羹，是因為勾芡的湯羹更大機會同時使用澱粉和添加糖獲得更好的口感，如粟米羹、三絲羹。除了添加糖的問題外，澱粉勾芡也是一個問題，這也是人為添加快速消化碳水化合物的一個步驟。所以我們要盡量避免勾芡的菜餚，哪怕它很可能不加糖，畢竟這些生粉水非常快地在你的腸道內變成葡萄糖然後被迅速吸收，與我們直接吃添加糖區別不太大，尤其避免「用芡汁拌飯」這種非常不利於血糖水準的做法。

西餐——很多西餐也含大量糖分，除了蘋果批、菠蘿批和朱古力鬆餅這種吃一口就能感覺到糖的甜品之外，沙律和漢堡裏的醬料也實屬糖和脂肪的混合包，無論出於戒糖還是減肥的目的，都少吃為妙。另一類隱藏的糖則是我們需要額外學習才能知道的，如漢堡那兩片麵包中的糖。很多人覺得漢堡是非常標準的西式正餐，拆開了不就是兩片麵包、一點點菜葉還有一塊肉餅嗎？跟糖有甚麼關係？事實上，一個 230 克左右的雙層牛肉漢堡，包含的游離糖竟然達到了 7 克（數據來源於某國際連鎖快餐店澳洲官方網站營養數據）。這看似跟甜味一點不沾邊的主食，其實含有將近一匙的游離糖（不是碳水化合物），更不用説麵包裏那些精製小麥粉中的澱粉。這些游離糖來自哪裏呢？一部分來自麵包烘焙過程中需要添加「餵養」酵母的糖，它讓麵包更加鬆軟，另一部分來自醬料裏的添加糖。這些糖都是以發揮功能（發酵）和調節酸度的作用存在於漢堡中，而不以讓你感到甜為目的。由此可知，很多時候我們莫名其妙吃下去的游離糖竟然以這樣的形式混在正餐中。糖的功能實在太多，你不容易察覺到它的存在。西餐中另一個含高糖和澱粉的是湯品，西餐的湯很多時候是作為「主食」的一部分，特別是著名的濃湯系列——南瓜湯、忌廉粟米湯、青豆湯等。

隨餐飲品——外賣或外食的另一個「吃糖契機」是隨餐飲料。對於消費者來説，這就意味着吃飯的時候大多會不自覺地增加額外糖的重要來源。我在後面會具體列出市面上常見的含糖飲品大致含糖量。

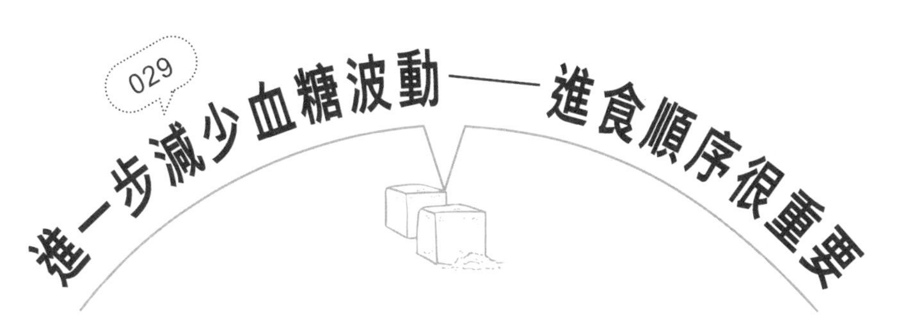

029 進一步減少血糖波動——進食順序很重要

在搭配好食物，也去掉絕大部分非必要的快速消化碳水化合物之後，我們已成功 80%，剩下 20% 就藏在進食的順序裏。

進食順序是一個並不太為人知的話題，但它與身體對食物的反應、血糖的反應以及飽腹感都有莫大的關係。在咀嚼和消化的過程中，腸胃會隨着食物成分的不同而採取不同的策略，如吃一個饅頭和吃一件雞腿，腸胃的反應差別巨大，而且吸收率也會因為進食順序和食物混合而發生改變。甚麼順序才能讓我們無論是在平衡飲食，還是偶爾「放縱」時盡量不讓碳水化合物對我們的血糖水平造成太大影響呢？

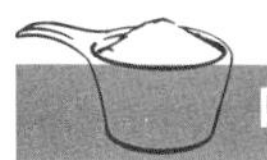

吃的順序一：先吃不含快速消化碳水化合物的蔬菜

這類食物多數是深色的蔬菜，如番茄、綠色蔬菜、各種顏色的甜椒、口感比較脆（澱粉少）且甜味不明顯的蔬菜。為甚麼先吃這類蔬菜？我們的消化系統是一條長長的消滅食物的戰線，一旦有食物開始進入胃，就需要投入不同的兵力（消化液）來攝取食物中的營養素（見下頁圖 7-3）。這條戰線能根據食物種類不同而產生和投入不同消化液和激素來應對不同的敵人，那麼先吃甚麼和後吃甚麼自然就會有不同的結果。

進食之順序

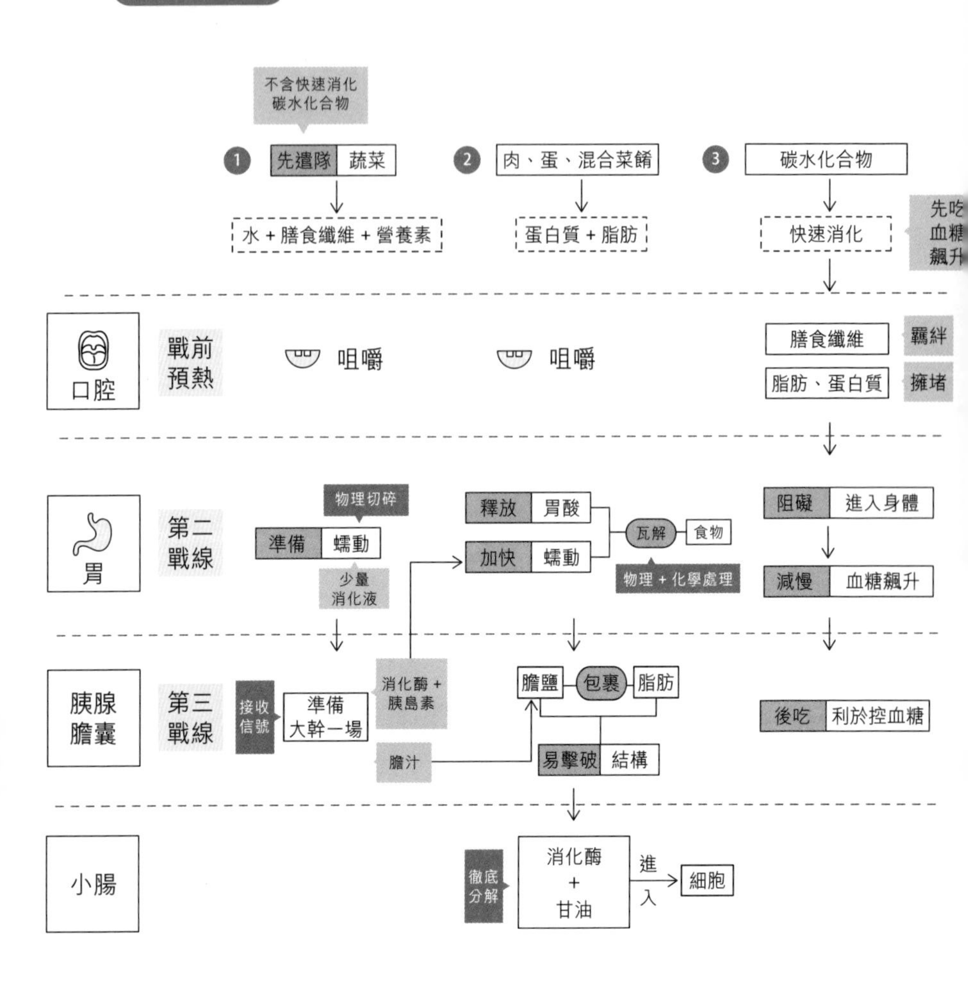

圖 7-3 推薦的進食順序

這類蔬菜絕大部分由水組成，其次是膳食纖維（慢速消化碳水化合物），還有其他體積雖小但非常珍貴的營養素。蔬菜並不會引發消化液大量分泌和釋放，只是讓大部隊和指揮官們蓄勢待發。多虧了蔬菜對口腔的先咀嚼能力發起挑戰，從而反饋給大腦，我們正咀嚼着蔬菜的時候，大腦同時對腸胃發出指令。這時候第二戰線（胃）就開始使用「物理＋化學武器」雙重防備來迎接敵人，它特別擅長攪碎和用酸化解對方。為甚麼胃功能比較弱的人往往需要先吃點好消化的東西？正是因為在它還沒準備好蠕動和用酸的時候，就太快地給它一堆食物，胃會以投降並帶給我們痛苦收場。

當蔬菜優先進入消化道第二戰線後，因為幾乎含有可消化的碳水化合物，以及很少量的蛋白質和脂肪，會被認為只需要簡單的物理切碎（牙齒和胃）以及少量的消化液即可解決。這時候，膽囊（負責儲存肝臟分泌的膽汁用於消化脂肪）會接到「少量釋放」的命令，於是只有很少量的膽汁被緩緩釋放出來進行消化，大家有條不紊地進行戰前預熱。這種預熱不僅讓消化道開始進入作戰狀態，而且由於蔬菜本身很少需要實質性消化，所以它只會通知各個指揮官（如負責分泌消化酶和胰島素的胰腺，儲存膽汁的膽囊）做好準備工作，不至於一會兒的大餐讓它們手忙腳亂。

如我們經常用出其不意的食物把消化道打得措手不及，如直接吃下一堆肉，那麼它們就會通過分泌紊亂（糖尿病）和指揮不力（膽囊疾病，如結石、瘜肉、炎症）等亂子告訴我們的大腦：「你吃錯了！」

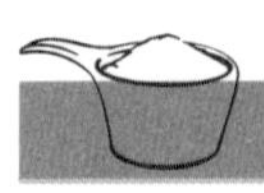

吃的順序二：吃蛋白質和脂肪豐富的食物

蔬菜已經作為先頭部隊，胃感受到有其他食物到來，於是通過收縮膽囊和分泌消化液來通知腸道隊伍。胰腺也接到傳來的命令，開始準備分泌各種消化酶和胰島素來應對接下來的一場硬仗。此時到來的蛋白質食物迎上了已經開始輕度蠕動的胃，還有蓄勢待發的胰腺時刻準備釋放兵力。身體已為此做好準備，當胃遇到雞肉、魚肉、牛肉等敵人時一點也不害怕，繼續加快蠕動的速度和提高釋放胃酸的效率。膽囊接到更多的命令釋放膽汁，其中的膽鹽特別擅長對付脂肪，它會用將脂肪包圍，形成一個很容易被脂肪酶擊破的結構，胰腺釋放脂肪酶來瓦解脂肪。此時，小腸徹底將其分解成脂肪酸和甘油釋放入細胞。蛋白質在第二戰線中被胃酸攻擊，在進入第三戰線遇到胰腺分泌的胰蛋白酶和糜蛋白酶後被徹底粉碎，成為我們身體非常需要的小分子多肽和氨基酸。先吃蔬菜讓身體做好戰前準備，才開始吃這些難消化的蛋白質和脂肪的混合物（如肉類、蛋類、油脂豐富的混合菜餚），是對我們自身的一種保護。

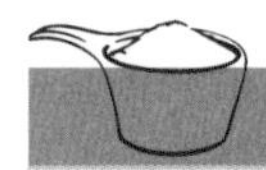

吃的順序三：最後吃碳水化合物豐富的食物

富含簡單糖和澱粉的碳水化合物很容易消化，但為甚麼我們不將它放在第一位進食而選擇蔬菜呢？

這涉及本書的核心要點——控血糖。當這類食物挑戰消化系統時，雖然身體能很快做出反應然後搞定，但快速消化碳水化合物會快速通過小腸的壁壘鑽進血液，讓血糖水平飆升。在這種情況下，胰腺疲於奔命地製造胰島素追捕血液的葡萄糖分子，長此以往，胰島素抵抗以及胰島素耗竭，於是碳水化合物勝利——最終罹患糖尿病，糖化小分子在體內破壞，出現併發症的腿痛、視力模糊、腎臟損傷等。

所以面對這種情況，我們先讓其他敵人差不多通過，待身體的消化戰線已非常成熟，最後讓快速消化的碳水化合物進來。這就相當於把它們打散在其他的部隊裏，然後逐個追捕。這時候敵方部隊擁擠，導致被膳食纖維、脂肪、蛋白質阻礙，更容易捕獲，這就是膳食纖維、脂肪等能阻礙它們進入身體速度的原理。

這也解釋為甚麼平時肚餓時來一碗即溶麥片，往往在半小時後迅速感到飢餓。這彷彿在身體裏釋放一群傘兵，毫無防備的戰線上湧入樹林，迫使胰腺不停製造追兵。然而這些追兵不只嚴重消耗胰腺的體力，還在身體對周圍的組織發號施令（胰島素的生理功能），如命令肌肉細胞趕緊把葡萄糖抓住並利用——肌肉會利用葡萄糖作為能量支持我們運動，也會命肝臟把敵軍排成隊列等待發配（合成糖原），還命令各處細胞合成蛋白質。

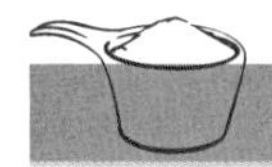

體內囤積脂肪團

這些物質合成和燃燒的過程比較費力，而且處理敵軍的限度也比較低，所以當更多的敵軍滲入後，這時脂肪細胞會迅速地把敵軍抓捕，並儲存體內，待體內敵軍勢力大大減弱才逐步釋放它們。很可惜的是，如今很多人的血液裏佈滿敵軍，以致體內儲存不了過多脂肪。

這就是脂肪細胞儲存多餘能量的過程，因血糖水平太高，胰島素命令身體把這些葡萄糖轉化成脂肪並儲存起來，到血糖降低的時候再使用，若脂肪細胞儲存越來越多的脂肪，細胞不夠用就會造出新的脂肪細胞用於儲存。我們一旦急劇變胖，身體就會製造更多的脂肪細胞儲存脂肪，但脂肪細胞多了還會給身體一個信號：「我們的監獄還夠用，已經收監的脂肪就別想出來了，我們還需要抓更多的葡萄糖，然後把它們變成脂肪關起來。」這便是吃快速消化碳水化合物與長胖的關係，這樣下去我們不僅會變胖，還會變得更不想動，陷入愈胖愈懶、愈懶愈胖的惡性循環。

更嚴重的後果是，糖分源源不斷入侵體內，雖然胰腺、肝臟、肌肉等各類細胞、脂肪細胞都疲憊，而且胰島素受體也被敵軍分子圍得水泄不通，即使抓着它們也不足夠胰島素抵抗，所以餐後血糖不受控地升高，也是糖尿病的重要判斷之一。

我們終於明白，不能讓快速消化碳水化合物毫無阻攔地進入身體，也不能日復一日地讓這些難以應對的敵軍反覆挑戰我們的身體，游離糖和澱粉正是這類典型的敵軍。你會知道午後喝一杯加了 10% 游離糖的水果茶；早上吃兩片麵包和一碗白粥，對於身體來說就是一場巨大的災難吧！

第 8 章

糖真正的錯：高血糖帶來了病痛

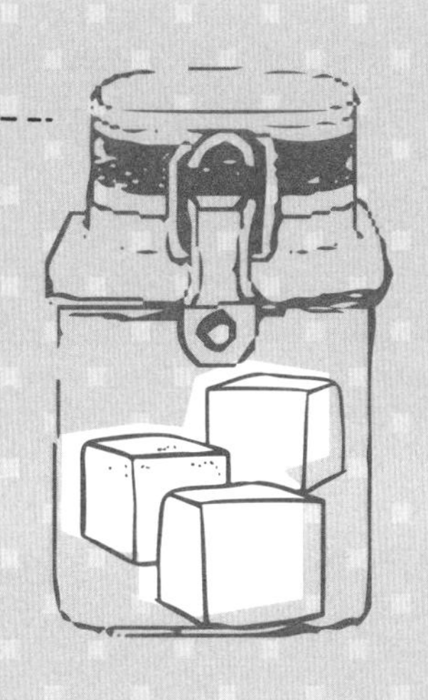

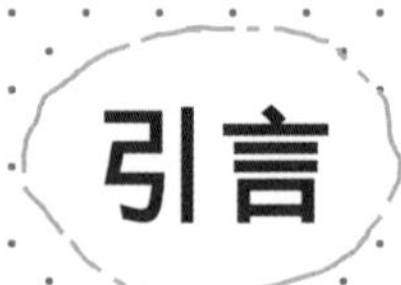

引言

很多人嘴上喊着戒糖的口號，心裏覺得這是減肥和美容，實際上他們對糖與健康原理的認知只停留在「熱量」和「糖化」這兩個很抽象的詞語上。我們需要更多的知識作為動力，帶我們建立與糖之間更健康的關係。

030

在血液裏的糖，究竟如何作惡？

前面我們通過一個形象的比喻形容食物與消化系統的關係猶如戰爭。平衡、順序的飲食不會傷害我們的消化系統，反而會激發其鬥志並把敵軍化為己用，讓我們達到可以完全駕馭食物的健康狀態。相反，如果我們不當且過度地用食物挑戰消化系統，尤其用快速消化碳水化合物來對抗身體時，會釀成難以挽回的大錯。前面的章節提到單獨或優先進食快速消化碳水化合物是一個不利的因素，我這次就來具體説説過量的傷害。

血糖平衡的重要性

無論是游離糖還是澱粉，它們在胃中的排空速度是三類供能營養素中最快的，其次是蛋白質和脂肪。而游離糖和澱粉通常存在於一些形態特別好甚至不需要咀嚼的食物，如各種飲料（幾乎直接喝下去，連胃也毋須多動幾下），還有饅頭、麵包、麵條和餅乾，只需嚼兩下就能嘗到甜味，剩下的也很快通過胃被打碎然後被小腸吸收。愈是消化起來不費力的食物，在進入身體後對身體的不良影響往往愈大，因為它們更不受控。它們在通過小腸細胞進入血液後，以葡萄糖的形式流竄在血液。這可沒辦法區分哪些葡萄糖來自游離糖，哪些來自澱粉。我們通過前面的 GI 表格和測量方式就知道，無論是純蔗糖，還是絲毫不添加糖的薯蓉，葡萄糖都在吃下去兩小時大量出現在血液。

糖在體內非常重要，這解釋為甚麼我們不能戒斷碳水化合物。血糖水平界乎 3.9-6.0mmol/L 的水平，如血糖進出均衡的話，不會有甚麼問題，但在現實中，很多人體內的血糖明顯處於一個負荷過重的狀態，食物中的游離糖和澱粉以各種方式侵入體內，這需要身體調動各種身體組織參與運動（經常運動的人血糖更加穩定）；而肝臟也可能因為血糖而變成脂肪肝，甚至肝硬化。（見下頁圖 8-1）。

目前，科學界對這些血糖還在研究中，其中已被發現著名的破壞就是與蛋白質的破壞性結合，以及氧化應激，但受限於分子生物學的發展，很多可能的糖化、衰老、退化機制我們還不得而知。

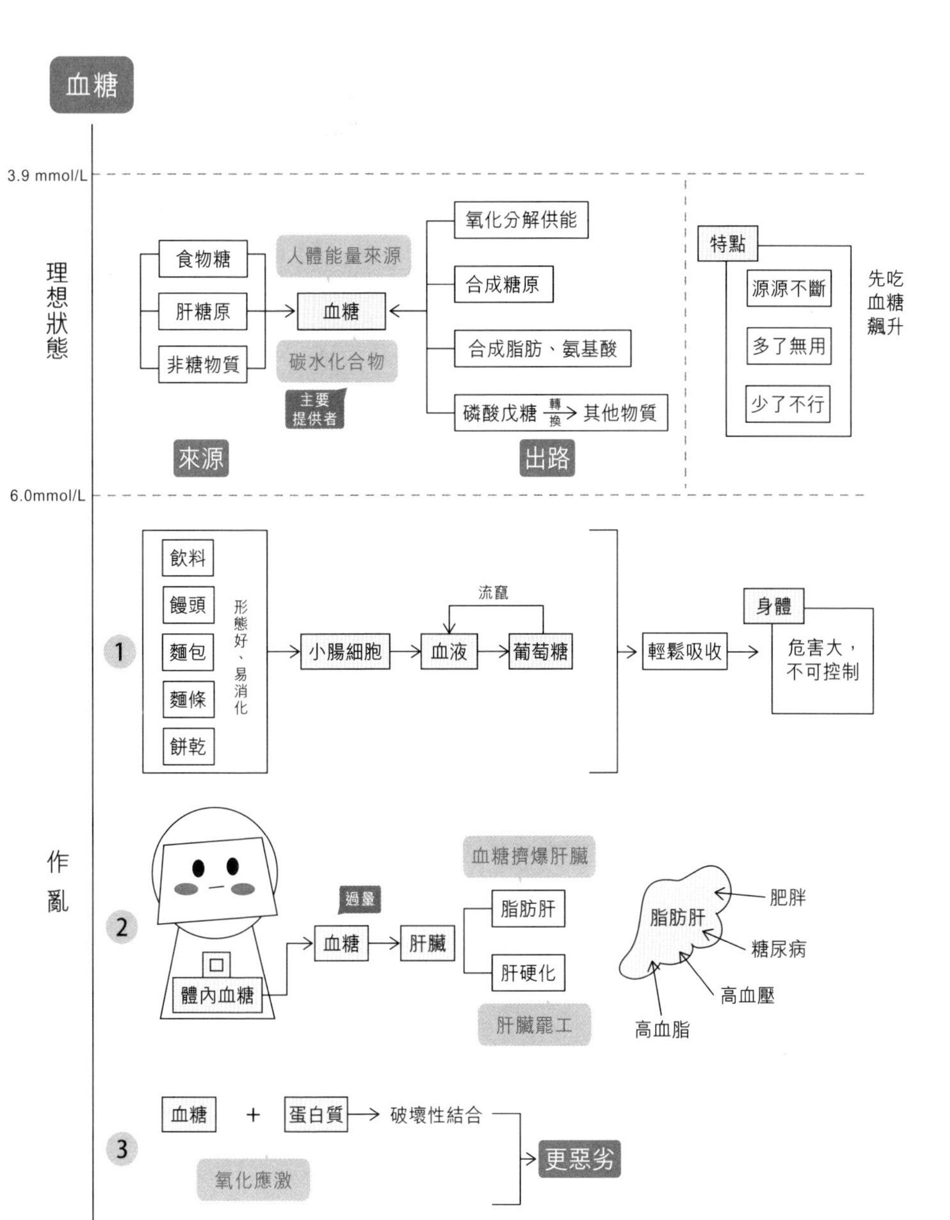
血糖
3.9 mmol/L
理想狀態
食物糖
肝糖原
非糖物質
人體能量來源
血糖
碳水化合物
主要提供者
氧化分解供能
合成糖原
合成脂肪、氨基酸
磷酸戊糖 轉換 其他物質
來源
出路
特點
源源不斷
多了無用
少了不行
先吃血糖飆升
6.0mmol/L
作亂
1
飲料
饅頭
麵包
麵條
餅乾
形態好、易消化
小腸細胞
血液
葡萄糖
流竄
輕鬆吸收
身體
危害大，不可控制
2
體內血糖
過量
血糖
肝臟
血糖擠爆肝臟
脂肪肝
肝硬化
肝臟罷工
脂肪肝
肥胖
糖尿病
高血壓
高血脂
3
血糖
+
蛋白質
破壞性結合
氧化應激
更惡劣

圖 8-1　糖在血液中流竄

031

讓你顯老的痕跡與糖化反應有關

血糖分子在身體最明顯的破壞，就是讓原本平整而白皙的皮膚變得又皺又黃。原理就是，糖分子開始聯合、拉攏少量紅血球，形成糖化血紅素。這個值可以通過驗血檢測出來，而且不需要空腹，因為紅血球是身體的常客，因此不會隨着飲食和排泄而發生變化。一般來説，被糖結合的紅血球（糖化血紅素）在 4%-6% 的範圍內才正常，高於 6% 就可以認為血糖情況有點開始不受控。

對身體的破壞性

被糖聯合的血紅素又能幹甚麼破壞呢？血紅素本身具有重要的攜帶氧氣的功能，它們一旦被糖分子洗腦，就可能形成一些「黑化」的角色，如羧甲基賴氨酸和甲基乙二胺。我們不用去記這些複雜的名字，反正就是壞人一號和二號。

這些壞人不僅存在於我們身體內的流竄分子，在體外也大量存在於食物中。麵包烘烤過後形成的棕褐色物質有它們的身影；煎荷包蛋的邊緣變成棕色的部分也有它們的存在。無論是以吃的形式進入人體，還是原先就在體內，被糖分子黑化之後形成的這兩類壞人會在身體中發揮破壞性作用，其中包括以下幾個方面。

1. 胰腺 —— 破壞胰腺的生產線（胰島 β 細胞凋亡），以致生產胰島素的能力大大下降。

2. 血管內皮 —— 對血管內皮進行打擊，導致血管內皮損傷與增生，進而干擾，有可能血管變窄，甚至形成血管栓塞。

3. 視網膜 —— 導致糖尿病併發症之一的視網膜病變。

4. 皮膚 —— 導致對外屏障受損（皮膚的膠原蛋白和彈性蛋白受損），甚至出現老年斑。這也是很多人戒糖的原動力，因為這個效果是看得見摸得着的。如果我們能嚴格控制血糖水平的波動，讓身體裏糖化水平保持在理想的 4%-6%，也就可以最大限度地保護身體的皮膚健康。

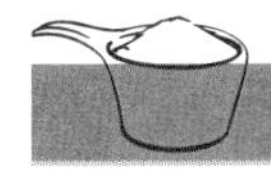

合理飲食讓衰老走慢點

皮膚中的膠原蛋白和彈性蛋白是一類，屬結締組織，不是細胞，也沒有生理活性。它們起到支撐的作用，給我們的皮膚撐場子。它們是由皮膚的基底細胞合成的蛋白質，然後分配到皮下發揮保護作用，存在的多寡首先受到我們本身細胞生成這類蛋白能力的影響。換句話説，細胞的活力是皮膚彈性的最大生產力。這種生產力強大與否確實與年齡有直接相關，而且在生理上不可逆，即我們無法阻止時光流逝帶走膠原蛋白。

我們要理性地對待衰老這個過程，同時也得到一個正面的提示——如果我們能通過進食讓衰老慢一點，膠原蛋白是否也會流失少一些？沒錯，基因只能決定我們的初始位置，而我們行走的方向是掌握在自己手裏。

膠原蛋白和彈性蛋白的生產和流失速度也受能量代謝以及內分泌系統調控，所以食物必然能在某種程度上對其產生影響，無論是正面的還是負面的。其中正面的影響建立在我們吃夠身體合成膠原蛋白必需的原料，以及吃夠保護膠原蛋白不受氧化損傷的營養素的基礎上。當然，這個原料自然不能粗暴地理解為「直接吃膠原蛋白」，因為我們的身體有特殊的膠原蛋白合成方法，並非「吃甚麼就補甚麼」。怎麼吃才能美顏其實是個很複雜的話題，但有利於維持身體健康與年輕態的飲食一定也是美顏飲食。

飲食對皮膚健康的負面影響也很好理解。食物中不合理的供能營養素比例，過多或過少的微量營養素、過多的添加劑等因素，都會讓身體的修復能力下降，甚至造成不可逆的損傷——慢性病。優質飲食讓皮膚呈現更有活力的狀態，而不合理飲食則不斷傷害皮膚，阻礙其修復，這就是飲食與皮膚健康的深層關係。

032

如何監測身體糖化的情況？

知道糖化反應是身體內存在的一種生理反應，又想控制它，不讓它過度影響我們的健康和顏值，那麼就需要一個有效的監控指標來觀察它，才能管理飲食，真正做到「抗糖」。

我要簡單説明一下扎手指這種方法為甚什麼不太適合普通人用來檢測血糖。血糖值很好理解，就是血液中葡萄糖的含量，所以扎手指快速測血糖的儀器也是通過檢測血液中的葡萄糖含量來檢測血糖值，但血糖值不單受到食物 GI、GL 的雙重影響，更會受到身體各類激素（胰島素、胰高血糖素、甲狀腺素、腎上腺素）的調控，從而可能與我們的情緒、狀態和測量時間有關（甚至包括晝夜生物節律）。節食兩天後隨機扎手指，發覺血糖值低了不少，然而一頓自助餐後一測，突然發覺有點兒高，這樣的血糖值其實參考意義不太大，所以不推薦普通人日常採用。

糖化血紅素指標

理想衡量體內糖化程度的指標不應受短時間飲食和藥物的影響，更不應受一時的激素波動和晝夜節律的影響。這個檢測指標其實就是糖化血紅素，這項檢查很容易在醫院做，費用也不高，還不要求空腹。

糖化血紅素是血液中存在的部分葡萄糖與紅血球上的血紅素結合後形成的，這個過程不需要催化劑（酶）的輔助，產生的糖化產物也非常穩定。糖化血紅素與紅血球同生共死，會在血液裏很穩定地存在平均 120 天時間，特別符合我們想了解身體穩定的糖化狀況的要求。現在這個指標在美國、澳洲、日本等發達國家都被用作判斷糖尿病的指標之一，可見它對身體的糖化狀況的反映是很可靠的。

醫院測定的糖化血紅素值能反映過去 3 個月左右平均的血糖穩定情況，比隨便某天早上的空腹血糖值更加可靠。而且在很多大規模的人群流行病實驗中，科學工作者也發現，對於糖尿病者來説，這個值比空腹血糖值與糖尿病者發生各種併發症之間更有關聯性，所以它是對我們身體整體糖化程度更好的預測值。

但是人體血液是個超級複雜的系統，所以糖化血紅素值也會受到其他生理和病理因素的影響。對於那些患有紅血球增多或減少疾病的患者來説，他們的糖化血紅素值自然沒那麼可靠。又或是正在吃某些藥物和維他命補充劑的人，維他命 C 和維他命 E 這兩個具有抗氧化功能的維他命，能輕度降低糖化血紅素的百分比，但是這並不意味着他們的血糖總量更低，這是長期服用這類補充劑的人需要注意的。

生命的不同週期（如懷孕和年齡）也會對糖化血紅素產生影響，其中年齡對此的影響非常有意思：我們體內的糖化血紅素會以每 10 年增長 0.1% 的速度上升。因為隨着年齡增長體內的紅血球數量在下降，但血液裏的糖卻沒有減少，所以被糖化的血紅素的比例就有所增長；二是因為隨着年齡增長，我們每天飲食的

「糖負荷」在積累，而身體的代謝速度卻隨着年齡下降，清除糖化血紅素的能力越來越弱，從而讓身體的糖化水平越來越高。總之歲月的確提高糖化反應，所以對抗糖化反應與對抗衰老似乎更能說得通了。

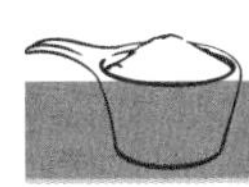

通過飲食和運動「抗糖」

糖化血紅素又如何反映身體的「糖化情況」呢？原理就在於，紅血球裏的血紅素相當於信使，負責到各細胞和組織傳遞氧氣和收集二氧化碳。血液裏的葡萄糖先把一部分血紅素糖化，形成糖化血紅素，然後經由糖化了的血紅素到處擴散和放大「糖化」過程，這也是糖尿病一旦發展到併發症階段就不可逆，而只能控制病症的原因。

飲食中過多的快速消化碳水化合物——升高的血糖——更多的糖化血紅素——更多的組織和細胞受到糖化的影響。

我們在說「控糖」時，其實就是要打斷這條鏈子的一個部分。如從最後一環開始，就是在受到糖化影響的組織和細胞上想辦法逆轉，但我們都知道糖化反應本身就不可逆，而且產生的晚期糖基化終末產物也是非常穩定的一類化合物，所以外用護膚品不可能完全實現「抗糖」和解決老年斑這類因為糖化產生的皮膚問題。同樣地，糖尿病者發生肢體嚴重糖化壞死後，面臨的只能是截肢。這些都在告訴我們一個赤裸裸的事實——糖化確實是不可逆轉的。所以在此也提醒大家留心辨別這類外用的「抗糖產品」究竟是甚麼成分，不要輕信有甚麼物質可以分解已經被糖化了的蛋白質。

如果減少「糖化的使者」，那麼糖化反應的擴散自然會慢很多，但可惜這個反應本身也不需要酶輔助就能快速發生，非常穩定且不可逆轉，所以這條路也就封死了。

最後，我們要運用各類飲食技巧，選擇低 GL 的食物而不是簡單的「少吃」；利用身體對葡萄糖的分解把血糖消耗掉，不僅可以是身體動，還可以是「腦力活」這種巧妙的耗糖法。後面我會講解葡萄糖是如何在身體內通過骨骼肌的收縮和大腦活動被利用掉，從而提示大家甚麼才是科學的「抗糖活動模式」。

只有通過飲食和運動的雙重調節來保證我們血糖的絕對值盡可能小而且穩定，才能最大限度地減少血液裏「糖化信使」的數量，最終達成整體的「抗糖」大計。可以說，糖化血紅素描述了食物和胰島素對血糖控制的綜合結果，是健康人抗糖必不可少的檢測指標。

033 糖化可以逆轉嗎？抗糖保健品有用嗎？

第一個問題在上文已被全面否定。無論是紅血球中的血紅素，還是已經被糖化了的組織和細胞裏的蛋白質，都是沒有辦法與糖「和平分手」的，原理是它們連接的是十分穩定的共價鍵。

熟了就是熟了，梅納反應 (Maillard reaction) 是不會逆轉的，這就是糖化的最大真相。基於這個基本原理，想抗糖必須從源頭開始。除了飲食及運動，還有沒有其他營養補充劑能幫助我們抗糖呢？這不僅是科研界目前非常關注的問題，在強大的資金和宣傳前，紛紛推出各類內服和外塗的抗糖產品。那麼我就分析一下如今被大肆宣傳的抗糖補充劑究竟是甚麼原理。

第一類——直接向晚期糖基化終末產物下手

這個邏輯是通過去除身體內的晚期糖基化終末產物達到減少糖化的目的。雖說烤成棕色的麵包回不到白皙麵糰的樣子，但是撕掉表皮棕色的部分不就又有白花花的顏色了嗎？這就是這類補充劑的原理——與晚期糖基化終末產物結合然後排出體外，減少糖化的產物。

這類物質的代表是左旋肌肽，雖然人體實驗目前還沒有非常可靠的證據，但是動物實驗和人體細胞的體外實驗都提示，補充左旋肌肽對延長動物壽命和細胞壽命有效果，而且對糖尿病病人預防和緩解併發症也有一定幫助，這就提示我們——它是不是可以幫助減少晚期糖基化終末產物呢？

左旋肌肽聽上去和另一個很玄乎的補充劑——左旋肉鹼類似。實際上它也是存在於很多肉類中的一種天然的二肽（兩個氨基酸組成），我們在膳食中獲得左旋肌肽的主要途徑是吃肉，所以左旋肌肽並不是實驗室的神奇產物。

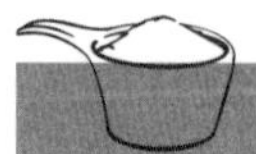

第二類——有助於穩定血糖

這類補充劑很好理解，它們類似於清糖小幫手，可以讓血液裏游離的葡萄糖減少一些，或減緩葡萄糖在腸道的吸收速度，從而限制一段時間內湧入血管的葡萄糖量，那麼自然更少有糖向紅血球和組織施壓，糖化它們了。這類補充劑其實與降糖藥非常類似，但是它們並不是以藥理的形式起作用，而是用一種更加自然的方式對抗血糖飆升，這類補充劑更加適合沒有糖尿病的人納入日常膳食。

膳食纖維就屬這類穩定血糖的營養素。蘋果裏的糖與果膠（一種膳食纖維）緊密混合在一起，在腸道裏被吸收的速度遠遠低於直接喝蘋果汁，因為蘋果汁中的糖已經從緊密的果膠結構中被大量釋放出來，以「果汁和渣分離」的狀態被喝下去。這是我不崇尚用喝果汁完全代替吃水果的一個原因，這種拆開了原本緊密結合的膳食纖維和糖的過程，讓我們的血糖更加不穩定。

我們通過一定的方法可以查到，蘋果的 GI 在 28-40 波動，是非常標準的低 GI 水果，而一旦變成果汁之後，GI 則上升到 44 左右，也依然是低 GI 食物。但是考慮到果汁會損失飽腹感和一部分營養素，依然是直接吃蘋果更好。由此可見，我們沒必要「妖魔化」喝果汁，因為它的升糖效應沒有想的那麼激烈，並不會一下子把本來的低 GI 食物變成中高 GI 食物，但是確實會明顯提升對血糖的影響，這點我們需要知悉並據此做出明智選擇。

另一類對抗血糖和後續糖化反應的物質就是各類植物化學物質（來自各種草本提取物），肌肽、α-硫辛酸這類被體外實驗發現可以對抗糖化的物質。而糖化後的反應還會引起過度氧化反應，因此抗氧化物（如維他命）、兒茶酚胺這類具有抗氧化作用的植物化學物質，以及原花青素這類植物色素抗氧化物質也是常與抗糖化配合使用的成分。但迄今為止，依然沒有任何確鑿的證據可以表明上述物質真正對人體內的糖化有緩解作用。

第三類——減少糖化的程度

這類物質的邏輯是既不改變已經產生的晚期糖基化終末產物，也不直接干預血糖本身的總濃度，而是減少血糖與身體各組織和細胞發生糖化的機會。正如之前所說，維他命 C 和維他命 E 這兩類具有抗氧化作用的維他命，能讓我們血檢中的糖化血紅素出現「假性降低」，但血糖實際上並沒有被降低。這兩種維他命對糖化過程的對抗作用讓糖化血紅素的比例降低了，所以間接反映出這兩種維他命可能具有對抗糖化過程的效果。但是我們要正確理解這個猜測，不能直接推論出吃維他命 C 和維他命 E 補充劑可以抗糖化。最可靠的做法依舊是吃富含這兩種維他命的新鮮蔬菜和全穀物來滿足身體對這兩種營養素的正常需求。

最後，外塗的產品有沒有能抗糖化呢？

在沒有足夠的實驗數據支持的情況下，我們並不能簡單地說某種產品能不能抗糖。但是從機理上來看，由於皮膚的最外層是一層非常緻密的鱗狀細胞，其作用就是建立真正防水、防寒、防化學侵蝕的屏障，所以護膚品的透皮性能一直都是最大的瓶頸。而我們所說的皮膚遭受糖化反應，並不會大量發生在表皮層，因為這一層並沒有供血的毛細血管，也就不存在血糖肆虐的問題。真正遭受糖化折磨的蛋白質和細胞們，都深深地藏在真皮層中，所以各種非入侵式的表皮塗抹的護膚品想抗糖化是不太可能的。

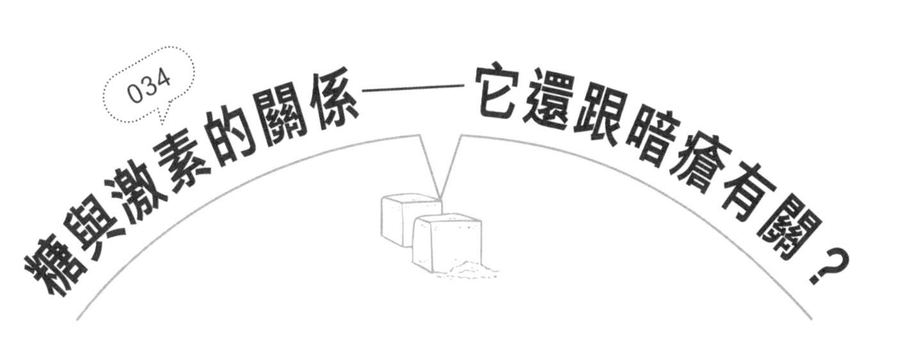

034 糖與激素的關係——它還跟暗瘡有關？

這個說法並不只來自民間傳說或生活中的觀察，而是真正被一些科學實驗觀察到了，而且是雙向觀察：長暗瘡的人對快速消化碳水化合物更加喜愛；反之，吃下更多添加糖的人長暗瘡的風險高出 30%，而時常吃烘焙類甜品的人則高出 20%。儘管總體證據還不充足（科學界要得出一個確切的結論是非常複雜的過程，並不是某個實驗顯示相關性就可以），但是依然給了我們一個很有用的提示——快速消化碳水化合物與長暗瘡確實相關。進一步來說，高居不下的血糖水平不僅讓我們皮膚老化，還會增加長暗瘡的風險。

血糖升高影響激素水平

這是為甚麼呢？秘密就在於胰島素，它是隨着血糖升高也會立即升高的激素。激素本身就像一把萬能鑰匙，人體內的一種激素能幹的事情實在太多了，目前的生物醫學也無法完全解釋激素的所有功能及其調控的生理活動。但是比較明確的一點是，胰島素水平升高會刺激雄激素水平升高。雄激素能調控另一種生長因子——胰島素樣生長因子 1（IGF-1）。顧名思義，這種生長因子是調控身體生長的重要因子，對於孩子來說是長高、長大（所以孩子不能缺營養和能量），而對於成年人來説就是對肌肉、力量、營養代謝的正向調整，提升身體的運動能力。這非常符合邏輯，因為血糖高意味着身體的能量非常充足，所以身體會通過一系列激素的分泌促進生長因子提升我們的運動和生理反應。然而這種生長因子同時也會影響我們的皮脂腺，既然是加快身體的新陳代謝，那麼皮脂腺自然也會加速分泌皮脂，而最後的結果是增加長暗瘡的風險。

偶爾吃甜食和快速消化碳水化合物，對皮膚造成的長暗瘡壓力或許不太大，畢竟皮脂腺分泌加快不等於長暗瘡，而且短期的分泌加快很容易被平衡掉，因此不能因為怕長暗瘡而選擇低碳水化合物的飲食。正確的理解方式依然是我一直倡導的穩定血糖的飲食，減少游離糖和快速消化碳水化合物對血糖的刺激，就可以最大限度地降低胰島素分泌帶來的皮脂腺活躍度。如在一段時間內吃了很多快速消化碳水化合物，那麼預防長暗瘡的最好辦法，就是通過運動把血糖盡快消耗到正常水平，同時加強對皮膚的合理清潔，防止飲食給顏值帶來不必要的侵害。

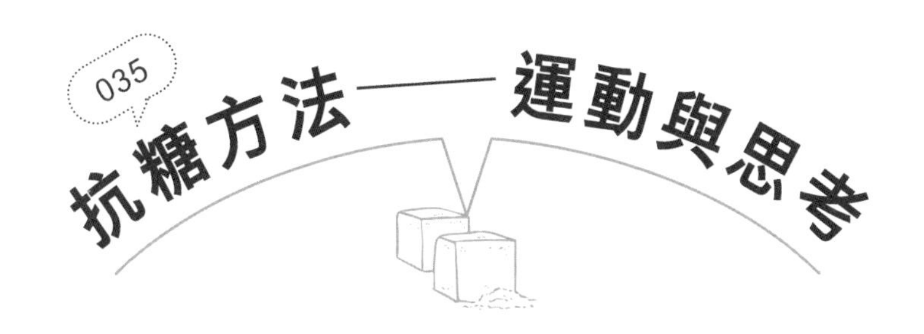

抗糖方法——運動與思考

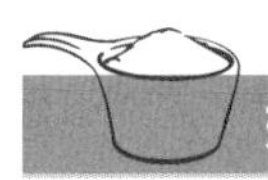

運動抗糖雖好，但也存在謬誤

運動能抗糖，這是絕大多數人的常識。如果說血糖的主要來源之一是飲食，那麼相應的出口就是運動。這裏的運動是廣義上的運動，既包括具體的肢體運動（如各種有氧運動、無氧運動），也包括日常起居的細微活動（如有節律卻經常意識不到的呼吸、心跳，不斷分泌的器官活動），還有體溫的維持和重要的大腦活動。這些活動都需要能量，而這些能量都是經由細胞轉化供能物質得來的能量。我們的一顰一笑和一舉一動都在使用血糖，而劇烈的運動會讓心跳和呼吸加快，血流變快，血糖和脂肪快速被消耗，所以我們需要通過運動來平衡每天的熱量攝入。同時，運動對血糖控制還有更深層的意義，即通過刺激肌肉提高胰島素的敏感性。通俗地講，肌肉被使用多了之後，肌肉中轉運葡萄糖的工具也會更加給力，就像全力開工的工廠生產線不會閒着一樣。對於缺乏運動而血糖控制不理想的人（無論是不是處於糖尿病前期）來說，適當進行對肌肉施加合適刺激的阻抗運動非常有意義。

但是很多人也會因此陷入另一個謬誤：既然運動能對抗能量的攝入，那我是不是可以拼命吃，然後通過拼命運動來抵消呢？

燃油機在過度運轉後尚且容易壞，更何況精密而不可重造的人體呢？撇開複雜的代謝機制不說，就想想吃飯和運動這兩件事本身。其實這兩件事對身體都是有損耗的，當然並不是要你少吃少動，惰性度日，畢竟活着本身就是一種損耗。但是我希望這種損耗是有意義的，或者在必要時才損耗。以吃自助餐為例，為了吃回本而塞下一堆自己消化不了的食物，然後又因為怕長胖而拼命運動，看上去一加一減好像達到了所謂的能量平衡，而實際上身體經歷的則是牙齒磨損了；消化道細胞又損傷了；胰腺分泌的消化液又多消耗了；血液裏的糖分和其他養分又大幅度更迭了一回；肝和腎的代謝解毒和過濾也遭受了一輪挑戰……最後我們的消化系統累得半死，迎來的不是空腹和休息，而是健身房裏對心肺又一輪折騰，血液又被迫重新奔騰起來，肝臟來不及儲存好剛剛製作出來的糖原，又接到迅速解散糖原投入使用的通知……看到了嗎？只要不合理，就是對身體實在的挑戰和損耗。暴食和暴走這一來一往，對健康甚至是雙重打擊，而不是我們所認為的「能量平衡」。

可見，過度進食造成的能量負載過度對我們百害而無一利。這一點從微觀的能量代謝上來説就更加說得通了。大家都說「生命在於運動」，但是一定要以適度為前提，而適度又因人而異，所以「不要用別人的運動量來衡量自己的運動量」是每個人都需要明白的道理。

然而靠運動耗能本身也有副作用，會加快身體氧化呼吸的速度，而氧化與自由基的產生和衰老具有相關性。所以究竟如何運動才能既平衡飲食的熱量，又不給身體帶來過度氧化的壓力呢？

關於這個複雜且個體化的問題，我們很難直接給出結論，畢竟適度運動本身是有利於心肺功能的，也能刺激肌肉對胰島素增加應答，好讓「燃料」更快地從血液中進入細胞，然後化作動力和熱量。但是問題在於，即使運動對身體大有裨益，能幫助減少能量過剩的問題，它也永遠無法抵消能量過剩帶來的氧化壓力過大的問題。當我們的能量全部以快速消化碳水化合物的形式進入身體後，就會在短時間內蓄積大量快速堆積的能量，這時候即使玩命運動，快速動員血糖，也沒有辦法抵消血糖——過性升高和對胰島素強烈刺激的過程。這個過程很像用熱風吹乾濕水的紙巾，即使用最強的熱風，依舊去除不了濕水的痕跡。希望這樣的比喻和科學解說能幫助大家改變「吃動平衡就不傷身體」的片面而機械化的理解。

所以只有適量地吃、適當地動才是平衡的養生之道。而適量的確是個很難把握的度，但是只要聽從你的身體和內心，自然而然就可以找到這個平衡點。

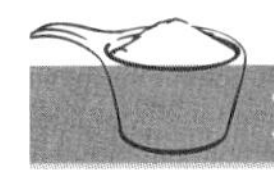

如何用腦力抗糖？

如果說體力活像是轉動一台柴油機，適當速度的運轉既省油又能讓車跑得快，而過度的運轉既費油又減少車的壽命，那麼腦力活動也是同樣的道理。只是腦力活動與體力活動還不太一樣，腦力活動需要動用的主要是大腦、神經系統，可能還有需要配合的感覺器——眼睛、耳朵、口。總體來說，主動而壓力低的腦力活動對心跳、血壓和血管緊張度的影響都遠遠小於體力活動。

主動且適度的腦力活動還有一個很大的優勢，即對葡萄糖的利用率非常高。人類大腦重量與身體的比例在所有陸地哺乳動物中是最大的，儘管只佔人體體重的2%左右，但是消耗的氧氣和能量卻約佔身體的20%。氧氣和能量都以血液循環的方式流經大腦，而且大腦對葡萄糖有專屬嗜好，可以說葡萄糖是大腦的最佳能量來源。只有在極度缺乏葡萄糖時，身體才會開始用酮體維持基本功能。這樣看來，多思考、多挑戰自己的大腦其實非常有利於我們的健康，這樣做可以維持我們腦神經元的連接，讓我們的大腦保持活力（從事腦力活動的老人通常較少也較晚患認知障礙症這類退行性神經疾病）。更重要的是，因為身體會優先把葡萄糖供給給大腦，所以當我們解決問題、構建計劃等的時候，實際上在「靜靜地消耗血糖」。儘管這個消耗量與中等的體力活動沒辦法相比，但是多思考、多動腦依然是一個有利於健康、不容小覷的生活習慣。

既然多動腦可以實現對血糖的利用，那反過來，攝入的糖量不合適會不會對我們的大腦活動有負面的影響呢？首先可以肯定的是，在極端的極少碳水化合物膳食中，受試者普遍反映他們的大腦變遲鈍了。這非常好理解，因為酮體並不是大腦最佳的供能方式，我們的身體也需要適應一段時間才能恢復。在碳水化合物攝入量過低的情況下，絕大多數人都會經歷一段「渾渾噩噩」的階段。這種情況看似過一陣子就能恢復，無傷大雅，但是對於每天需要用腦的重度腦力者，還有大腦正在發育的青少年和兒童來說，則是非常重大的影響。所以主流營養學界從來不推薦任何正常人通過「生酮飲食法」達到減肥和所謂「抗糖化」的效果。生酮飲食對身體的負面影響，遠超我們認為的「適應一下就好」，而獲益也僅限於用其他方法也能得到的減重效果，以及一些尚未被證實的抗糖化、抗癌效果。

此外，葡萄糖本身就供應大腦，碳水化合物充當幫助神經遞質合成的角色，而神經遞質是一類神經細胞之間用來傳導信號的信使。我們的快樂和沮喪都是一種需要傳導的信號，而且這種信號絕不僅僅在大腦裏傳導，還與胃腸道緊密相關。胃腸道能夠感受到我們吃下去的食物的營養物質，而且不同於大腦的感受，胃腸道依靠上皮細胞上的通道嚴格又極為精準地感受每種營養物質。讓我們同樣愉悦的那份牛肉麵和蝦醬炒通菜，在腸胃看來是完全不一樣的成分，因此腸胃會做出不一樣的反應，繼而對菌群產生極其複雜的影響，最後的結果就是綜合影響你的體重、腰圍、容貌、活力，心情，疾病的發生及性格。

因此要想保持腦力充沛和心情愉悦，每天適當攝取慢速消化碳水化合物對任何人來說都至關重要。為甚麼通過長期壓抑胃口，或超低碳水化合物飲食減肥的人，都比較難長期堅持？因為他們挑戰的絕對不是自己的毅力這麼簡單，還有腸胃和大腦對身體的調控，身體會用各種阻抗的方式告訴你：「這樣吃並不合適。」

所以，選擇怎麼吃，的確是一個需要對腸胃和大腦都負責的慎重決定。

第 9 章

所謂戒糖，我們該怎麼做？

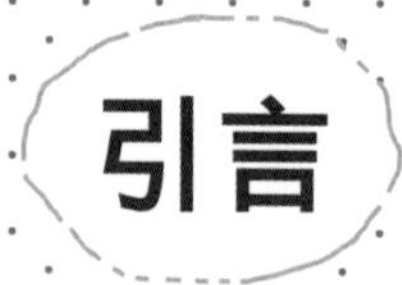

引言

理論不只僅是知識，更深層的意義是給你動力，推動理性引領你向前，但光有知識不夠，它沒法照顧你的無助或焦慮情緒，所以以下循序漸進的方法，指引你剛開始的每一小步。既不要看離目標還有多遠，也不要回頭，活在當下，在健康飲食的路上努力。

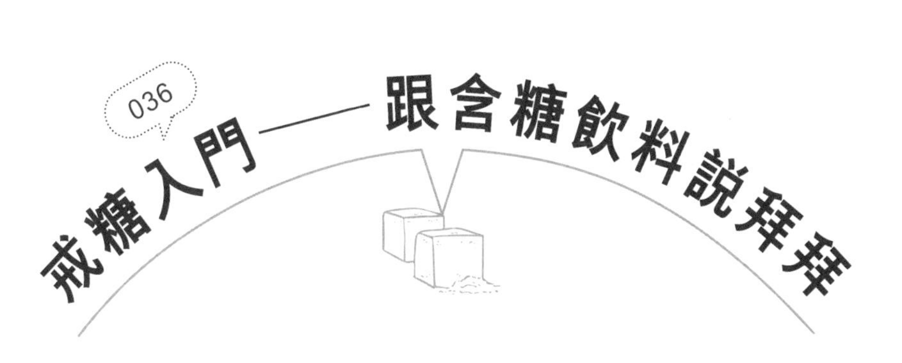

1. 汽水

汽水席捲全世界的風潮已經被學術界多次批判，它們普遍含有10% 左右的添加糖（有的是蔗糖，有的是果糖和葡萄糖混合），還有其他對我們的牙齒和身體不利的成分（見下頁圖 9-1），這是我們首先需要嚴格控制的飲品。

汽水的主要組成部分是添加了碳酸的氣泡水，才有輕盈而豐富的口感，這也是汽水吸引全世界目光的首要原因。而在其配料表中位列第二的必然是糖，可能是蔗糖，而更多則是應用最多的果葡糖漿。這是汽水最受詬病之處，它們本質上就是加了糖的碳酸水，完全是一種標準的「空熱量」。在這兩個主要成分之後就是各種食品添加劑，常見的有色素、香精、磷酸（對牙齒有腐蝕作用）。除了讓我們開心點，給我們一點「空熱量」，汽水幾乎沒有任何營養學上的意義。要戒糖，首先戒掉這類毫無反駁餘地的汽水，不僅其中的糖會帶來熱量和蛀牙問題，其他的成分也對健康毫無益處。如果你真的把健康放在口腹之欲上，那麼汽水自當首先列入黑名單。其實這個健康問題人們很早就意識到了，本書開篇也提到 20 世紀 60 年代美國糖業協會干擾營養學研究的方向，以致《美國膳食指南》把肥胖和慢性病的矛頭從糖轉移到脂肪上，

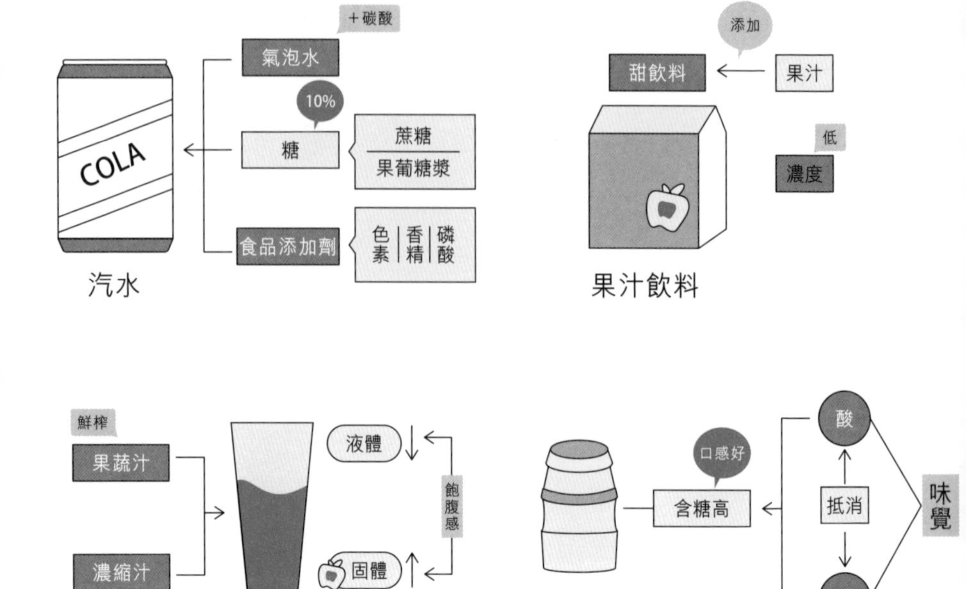
+碳酸
氣泡水
10%
糖
蔗糖
果葡糖漿
食品添加劑
色素
香精
磷酸
COLA
汽水
添加
甜飲料
果汁
低
濃度
果汁飲料
鮮榨
果蔬汁
濃縮汁
100% 濃度
液體
固體
飽腹感
果汁
口感好
含糖高
酸
抵消
甜
味覺
乳酸菌飲料

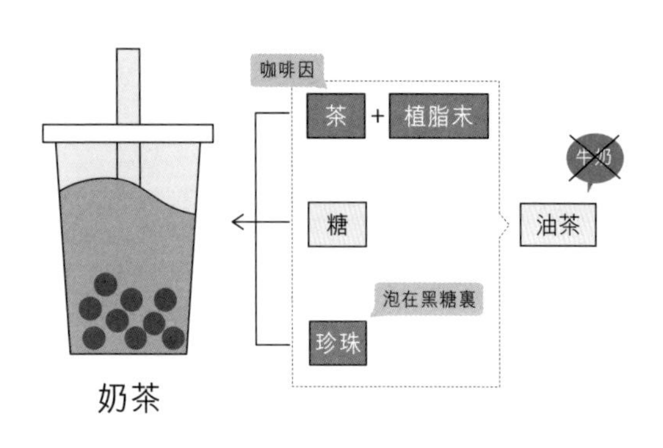
咖啡因
茶
+
植脂末
糖
泡在黑糖裏
珍珠
牛奶
油茶
奶茶

圖 9-1　飲料含量詳解

其中黑手之一就是美國幾家著名的汽水公司。可以説，生活中游離糖的一大來源便是飲料，而汽水又是其中一種添加糖極多且廉價的飲料，受眾面極廣，涉及的產品和製造商極多，關係到廣大糖業協會企業主的整體利益。在利益可能蒙受損失的巨大陰影之下，這些公司選擇利用資本干涉科學與事實，這不僅是一個令人唏噓的真相，也的確讓我們在平衡飲食、保持健康的路上走了一段彎路。

2. 果蔬汁和果味飲料

如果説汽水是克服欲望就能戒掉的飲料，那麼合理地飲用果蔬汁則需要不低的知識門檻。果蔬汁和果味飲料一直也是營養界和食品界爭議較大的飲品之一，主要原因在於，它們來自水果和蔬菜，卻又不是完整的水果和蔬菜，它們充滿蔬果中該有的大部分營養素，卻少了關鍵的某幾種。在此我先説説在戒糖的飲食模式下，究竟該怎麼看待果蔬汁和果味飲料。

首先我們需要弄清楚這兩種飲品的概念，果蔬汁和果味飲料與真正的果汁完全不是一回事。如果要嚴格而正式地區分所有由水果和蔬菜製成的飲料，恐怕要從果蔬汁和果味飲料的相關國家標準説起。簡單直白地説，我們在看待果蔬汁和果味飲料的問題上應該注意的，其實只有三個要點：

- 水果和蔬菜的獲取方式——鮮榨的？還是濃縮汁稀釋還原的？
- 保存和加工方式——高溫滅菌、巴士德消毒法，還是鮮榨即飲？

- 除了水果和蔬菜還有沒有其他添加劑——有各種糖嗎？有增稠劑嗎？有甜味劑嗎？有香精、色素嗎？

以上問題的主要目的是判斷果蔬汁和果味飲料究竟跟真實的果蔬有多少相似的地方。理論上，只有鮮榨的果蔬汁和濃度為100%，且除了抗氧化劑（如維他命C）之外沒有其他任何添加劑的果蔬汁，才能在偶爾吃不夠蔬菜、水果的情況下作為替代品，而其他的果蔬汁（如濃度只有50%，添加了糖和其他增稠劑的）統統只能算「添加了果汁的甜飲料」。我們尤其要注意，在濃度不足100%的果蔬汁中，添加糖是非常普遍的現象。

那些沒有添加糖的100%純蔬果汁，甚至最接近天然果蔬的鮮榨果蔬汁，為甚麼只能偶爾代替水果和蔬菜呢？

這就要看與完整果蔬相比，它們究竟失去了哪些東西。把一個蘋果變成蘋果汁，可不只是打碎這麼簡單。鮮榨蘋果汁還比較容易理解，就是在物理上把蘋果攪碎、濾除果渣，但還有更好的喝法——連果渣不去除，這樣更接近蘋果。然而，在攪打的過程中，刀片把蘋果的果肉切碎後，會大大增加果肉和空氣的接觸，加速蘋果本身的氧化和維他命C的分解，因此流失部分對光和氧氣敏感的維他命。工業生產的保質期稍長的果汁，一般還有熱加工這個步驟，讓對熱不穩定的維他命和抗氧化物質受到損失。在熱加工後，果汁存放在貨架上的時間愈長，流失的營養素也相應愈多。

少量營養素流失並不是完整果蔬變成汁後最大的問題，最大的問題在於缺失飽腹感。我們在戒糖過程中需要格外留意這個問題。以蘋果為例，蘋果是一種飽腹感非常強的水果，質地密實，而且富含果膠和很多不溶性膳食纖維，不太甜、也不太軟。蘋果飽腹的特性使很少有人在吃了一頓正餐後還能吃下2個蘋果，但換成蘋果汁就完全不一樣了，蘋果汁不僅把蘋果本身偏淡的味道一下子集中到一點點水裏（蘋果出汁率偏低，所以很少有不去渣的），同時還奪去蘋果本身緊實的口感，吃飯的時候能喝上一杯由3個蘋果榨出的果汁。從吃糖的角度來看，不僅失去了3個蘋果的飽腹感，還在不知不覺的情況下攝入3個蘋果的糖分，這個過程讓人在毫無察覺的情況下直接增加了熱量的攝入，很多人莫名其妙地增重很可能就是這個原因。

更深層的影響發生在腸胃內，水果變成果汁後，不僅口感改變，在腸胃的消化速度和形態也大為不同。吃1個完整的蘋果需要咀嚼的過程，給大腦一個反饋——我在吃東西，因此大腦會適時通知腸胃和胰腺：「做好準備，準備消化和分泌了！」蘋果到達胃、小腸、大腸的過程中，會以固體形式慢慢蠕動前進。其中的糖分雖然一點不少，但被植物細胞緊緊包裹，要想釋放必須通過各種消化液進行破壞和壓榨，這個過程不僅緩慢且費力。因此整個過程中糖是緩慢釋放入血液的，胃腸對能量和營養素的感知也是循序漸進的。

換成蘋果汁則不一樣，喝的過程幾乎毋須使用牙齒，於是大腦收到的訊息是：「在喝水。」一杯蘋果汁下肚後，胃愛理不理直接讓它匆匆流過，小腸則拼命吸收游離在液體中的各種糖；因為它猝不及防就像洪水一樣湧過來，而能量感受器也覺得這是一大波突然過來的熱量。血糖和其他激素的反饋是不一樣的，哪怕這些差別再微弱，也構成了我們千差萬別的健康狀態和體質。因此無論是可以感受到的飽腹感，還是看不見、摸不着的腸胃對水果和果汁的迥異感受，都在提示我們：水果和果汁是兩種完全不同的食物，如何選擇一定要謹慎。

很多營養學研究者也發現了液體與飽腹感的關係，因此學界出現了很多針對飽腹感和「喝糖」問題的研究。研究發現，我們的身體對喝和吃這兩個過程的處理態度迥異，繼而引出「熱量補償機制」這個概念。簡而言之，我們以固體方式吃下熱量時，身體和大腦會覺得「吃了食物」並有飽足感和滿足感，自然會在其他進餐時間少吃一點。然而如同等的熱量以液體的形式被「喝下去」（如含糖的飲料、含脂肪的奶茶），我們很少會在其他用餐時間少吃一點，有時甚至遭遇負的熱量補償機制作祟，多吃一些。反覆強調「不要把熱量喝下去」，是有科學依據的。

3. 奶茶

要説果汁爭議最大，含乳類飲料必然緊隨其後，當中名聲最不好的當然是奶茶。

奶茶到底能不能喝？我們經常看到在戒糖餐單裏明確寫出「千萬不能喝奶茶」，也經常看到一些人抨擊當下的年輕人喝奶茶至健康垮掉。奶茶彷彿成為與可樂一樣的負面食物的代名詞。這裏我從食品科學角度説一下奶茶與戒糖之間真正科學而理性的關係。

馬來西亞、泰國等東南亞國家流行一種「拉茶」（Teh Tarik），做法其實與港式奶茶非常接近，因為有兩個杯子拉來拉去起泡的過程，被命名為「拉茶」。真正把奶茶推向零食的「罪魁禍首」，其實是大名鼎鼎的珍珠奶茶。奶茶這種原本跟咖啡差不多的飲品，一下子變成了少女手中漂亮的小零食。大部分台式奶茶不僅添加了「植脂末」這種口感綿密而且濃郁的「小惡魔」，其中的珍珠、芋圓、紅豆、椰果、仙草、布丁、爆珠等五花八門的東西也正好成就了奶茶「零食化」的豐富口感，徹底把奶茶變成了增胖利器。

說到作為奶茶「絕佳拍檔」五花八門的配料，順帶説一下它們是否含有快速消化碳水化合物。

如今被大肆批判的奶茶，有部分奶茶為了降低成本和便於製作，使用紅茶底加上氫化植物油（不一定含有反式脂肪酸，只要氫化足夠完全）。這樣的奶茶其實是「油茶」，自然沒有牛奶的營養，倘若加了糖，那跟加了糖和油的空熱量飲料沒有甚麼區別。同時，奶茶的茶是由茶粉或茶葉沖泡的茶水，含有一定量的咖啡因。尤其那些口感比較濃厚的拉茶、港式奶茶，其咖啡因含量絲毫不比一杯咖啡或運動飲料低，所以在喝這類奶茶時不僅要額外控制飲用量，避免能量、糖、脂肪過剩，還要小心咖啡因帶來的負面影響。

除了常見的植脂末奶茶和鮮奶茶外，很流行的奶蓋茶也屬調味茶飲。奶蓋茶的主體是清茶，上面的「奶蓋」由芝士粉、糖和鹽調味，以及少量打發忌廉製成，其脂肪含量比較高。如果清茶中不額外加糖的話，奶蓋的含糖量通常不會太高。

能不能喝奶茶，完全取決於你喝的是真的奶茶，還是「油茶」。咖啡也是同理，很多美式咖啡只是一大杯沖了水的咖啡，再加一包糖、一個「奶精球」，也是非常不健康的喝法。

用「茶＋植脂末」製作的奶茶，真的只能叫「油茶」。這類奶茶的名字的確有誤導的傾向，因只有添加純牛奶的茶才是真正意義的「奶茶」，而含有純牛奶，僅帶有極少量乳製品的植脂末的奶茶跟奶真的沒多少關係。雖然強行稱這類植脂末製作的飲料為「油茶」是不合適，叫「奶精茶」不過分吧？

要想健康地喝奶茶，請多花點心思詢問產品製作細節後，再考慮喝還是不喝，問清楚是鮮奶做的，還是植脂末做的。只有弄清楚喝的是甚麼，才有可能安排總體飲食。

奶茶究竟有多少「糖」？

如今大眾對奶茶的刻板印象是「含糖飲料」，我就和大家解釋一下，為甚麼不加糖的奶茶還是有很多糖。

- 牛奶本身含有 5% 乳糖，如果不用更精確的化學分析方法，而是普通的單雙糖分析法，是無法確認一杯奶茶裏的糖是添加糖還是天然乳糖。所以一杯 500 毫升完全不添加糖的奶茶裏如有 200 毫升牛奶，檢測會顯示這杯奶茶差不多含有 10 克糖，因是來自牛奶的乳糖。
- 奶茶不加糖，卻加了很多黑糖珍珠、椰果、布丁、紅豆，這些配料為了口感幾乎全泡在糖漿裏，因此一杯加料的奶茶含糖（加料連帶糖水）非常正常，並不是商家偷偷給「不加糖的奶茶」加糖了。
- 以抹茶奶茶為例，很多抹茶粉本身含有糖，因此做成的奶茶即使不額外加糖，也是有糖的。另外，部分奶茶在製作過程中使用的「植脂末」也自帶添加糖（見圖 9-2），即使在點奶茶時叮囑額外加糖，成品奶茶也自有不少糖了。

【產品名稱】植脂末 T90
【配料】葡萄糖漿、乳粉等
【生產日期】見標籤打印處

圖 9-2　某植脂末產品說明（局部）

只有標準化的自製奶茶和按照程序操作的「不加料茶拿鐵」，可以確保幾乎沒有添加糖，其餘問題都來自參差不齊的行業規範，而不是奶茶本身。

既然奶茶並不是不能喝，那怎麼喝這種飲料最合適呢？《中國居民膳食指南（2016）》推薦「吃各種各樣的奶製品，相當於液態奶 300 克」。這個量的牛奶差不多可以弄成兩杯奶茶，而茶本身幾乎沒有熱量，所以如果是用牛奶製作的奶茶，喝上兩杯是沒有問題的。顯然加糖並不包含在上述指南內，因此這兩杯奶茶僅僅指「牛奶＋茶」的飲料，而並非市面上銷售的大部分奶茶。

我堅持每天按上述標準製作的奶茶和咖啡作為早餐和飲料長達 10 年，因我喜歡把牛奶和茶或咖啡混合納入日常膳食。如果你實在不願意自製奶茶，想在外面購買，可以選擇目前市面上用「鮮奶＋茶」製作的「茶拿鐵」，比較符合「奶＋茶」的標準配方。

4. 乳酸菌飲料

在含乳飲料中，另一個討論的熱點就是酸酸甜甜的乳酸菌飲料。乳酸菌飲料的種類非常多，名字也很容易混淆，我在後面的章節具體提出乳酸菌類飲品的各種名稱和含義。這類飲料也是飲料中的含糖大戶，要歸因於它們略帶乳酸的口感。

5. 甜酸食物

各種味道混在一起反而讓人「不識滋味」。當酸和甜一起時，甜就不顯得那麼突出了，例如濃檸檬水，如果不來點蜂蜜或白糖，似乎酸得很難喝下去；無糖乳酪的接受度在全世界都不高；糖醋排骨儘管需要用很多糖，但很少有人覺得這是道「甜菜」，因為醋的酸味和鹽的鹹味抵消單一的甜味。在日常烹飪中，有些小竅門用來補救太鹹的菜餚，如加添糖。可以理解為，食物中各種味道之間是可以強化或抵消，酸和甜是互相沖抵的味道，所以在酸含量較高的食物（如乳酸飲料、山楂、酸棗糕、酸梅湯），其實較高的含糖量才能讓你覺得「剛剛好」。這也是為甚麼冰糖葫蘆通常需要用酸度較高的山楂做，我們才覺得剛剛好。正是因為這種能蒙蔽我們的口感，在選擇各類有酸味食品時，千萬不要認為嘗不出甜味就說明一定不含糖或只含很少的糖，說不定含糖量比一般食物高不少呢！

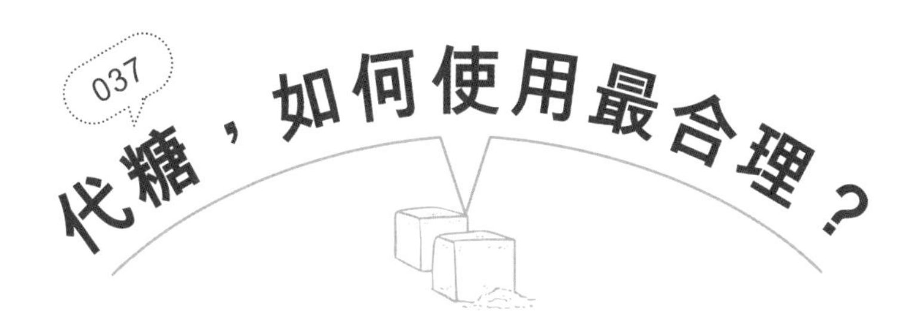

037 代糖，如何使用最合理？

儘管代糖已有一段歷史，但目前科學界關於代糖的研究還如火如荼。早在兩個世紀前，第一款被偶然發現的甜味劑——糖精（鄰苯甲醯磺醯亞胺）已經誕生。在往後一段時間裏，糖精對健康的影響沒有被確認。糖精廉價卻有着高效能的甜味，很多食品會添加糖精來代替更加昂貴、需求量更大的糖（不是為了健康，而是降低成本），因此「代糖」這個詞一開始是這樣被應用的，意思是更加廉價的代替糖的甜味劑。

代糖的負面名聲

後來，糖精對健康的風險逐漸被人們重視，陸續有動物實驗表明糖精對鼠類有致癌作用，但由於劑量和實驗體都無法直接證明對人類的健康風險，因此糖精還處於「健康風險未知」的狀態。美國因動物實驗的負面結果禁止將糖精作為代糖使用，因此一直以來以糖精鈉（糖精的鈉鹽）為代表的很多代糖，都背着不太好的名聲。往後，美國食品藥品監督管理局多次證明糖精鈉和其他人造高強度甜味劑屬「對人體沒有明顯害處」的添加劑，並且將其列入「基本安全名單」，即沒有足夠證據表明這些添加劑對身體有害。對於入口的食物，人們總會多留一分心，尤其它除了甜，對身體並沒有其他益處，還指不定有害，這也是至今代糖在人們心目中很少有正面形象的原因。

以糖精為首的人造高強度甜味劑（包括阿斯巴甜、蔗糖素、安賽蜜）始終不得人心，不僅因為健康風險的陰影，更因為口味實在欠佳，在甜甜的味道之後總是藏着揮之不去的金屬怪異感。於是很多年後，終於出現了一系列更加貼近自然的甜味劑，高強度甜味劑才真正以「更健康」的名義充當代糖的角色。

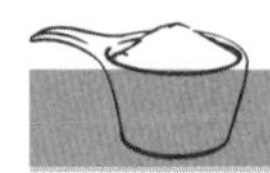

新興的「健康代糖」

其中比較有名的是甜菊糖，它是由甜葉菊這種植物的葉子磨成的粉末，也可以通過化學提取方法把甜菊苷這種甜味物質提純出來，它的甜度同樣比蔗糖高出幾百倍，因此屬高強度甜味劑。甜菊糖不是碳水化合物的結構，因此並不在人體內提供熱量，從而可以作為沒有熱量的甜味劑使用。

與前面的「人工代糖四兄弟」相比，甜菊糖可是貴了好幾倍，這導致不太可能作為更便宜的替代品代替白砂糖。因而甜菊糖的使用目的主要是贏得更注重健康和減糖消費者的青睞，所以它的出現才是如今真正「健康代糖」的形象。關於甜菊糖的安全性，暫時並沒有負面的結論，主要原因是甜葉菊被發現前，就已經默默無聞地在南美洲被當地人食用了很多年，這足以證明它的高度安全性。同樣的情況還有近年來開始流行的羅漢果甜苷，中國人民非常理解羅漢果甜苷也能作為安全的代糖，是因為飲用羅漢果茶這麼長時間，已經充分了解它對身體確實沒有甚麼害處。

無論是人造高強度甜味劑，還是後來發現的更加安全也更加昂貴的天然高強度甜味劑，對於消費者來説，它們作為代糖的最大意義是讓人在享受甜味的同時不過多攝取熱量，也不至於在減重、減脂的過程中一點甜味也享受不到。我們一定要正確理解代糖的角色，它是糖的替代品，並不是「可以放心吃的無熱量甜味劑」。畢竟代糖對身體並沒有任何益處，反而激我們對甜味的感受，讓我們更加嗜甜。可能我們本來不需要喝那杯甜飲料，但聽說是代糖做的，反而多喝了幾杯。雖然那幾杯代糖飲料的熱量並沒有多少，但是其中添加的甜味劑、酸味調節劑、增稠劑、色素、香精對身體無一不是刺激和負擔，這樣反而給我們帶來額外的負面影響。

就讓各種代糖留在它們該在的位置，僅在你需要加糖時，考慮用代糖。而對於不該吃的食物和不該喝的飲料，也絕不能因為它們是代糖產品就無條件接受，否則只會濫用甜味劑，無端讓自己的身體吸收了更多添加劑，增加代謝的負擔。

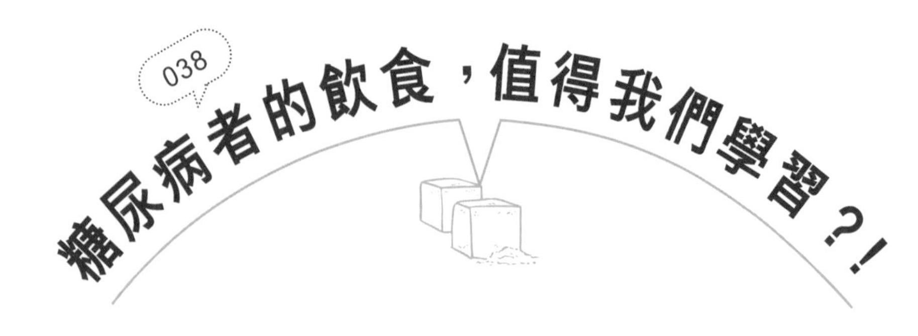

038 糖尿病者的飲食，值得我們學習？！

說起糖尿病者的餐膳，很多人的腦海裏一定是那些寡淡無味又充滿詭異代糖的無趣食品，連水果他們也只能選擇酸苦參半的西柚，以及莓類等幾乎吃不到甜味、含糖量也確實很低的水果。患上糖尿病，似乎相當於確認身體沒辦法正常處理血糖這個事實。所以正確的邏輯並不是馬上給身體提供處理糖的外力（如注射胰島素），而是不再挑戰身體處理糖的底線，然後着手去除那些阻礙身體處理糖的因素，盡可能恢復本來對糖的運用能力。即使糖尿病者通過藥物和飲食長期把血糖控制好，也沒有辦法恢復到未得糖尿病前那種收放自如的控血糖模式。我想說的是，如不想得糖尿病，以及各種與代謝相關的慢性病（心腦血管疾病、癌症、痛風），控制食欲幾乎是每一個人的必修課。這裏的「控制」是指我們對自己行為後果的一種理性預知及覺察，而不是壓抑欲望。如果還不明白覺察與壓抑欲望的區別，建議先不要開始對當前飲食進行大幅度調整，而是釐清自己當前的生活價值排序及對飲食的要求。明白生活習慣需要覺察的讀者，可以開始管理口腹之欲，這會大幅度降低在人生後半場收拾身體健康殘局的機會。

為甚麼我提倡適度學習糖尿病者的飲食？在他們「枯燥」的飲食背後，你不僅發現「這樣吃在理論上竟然非常健康」，還能得到很多啟發。原來覺察欲望並沒有這麼難，只要懂得原理再用上一點點信念就能甘之如飴，而且糖尿病者需要如此吃，完全因為尊重身體本來的需求，而並不是純粹地對抗欲望。

我們來看看糖尿病者的飲食原則究竟如何，它背後的邏輯又是甚麼？

控制總熱量

糖尿病聽上去似乎是糖代謝機制產生了障礙，但身體實際上並不會把糖代謝和能量代謝分得那麼清楚。在體內，細胞對各種供能營養素的代謝都是以加工的形式把它們變成ATP（三磷酸腺苷）這種儲存能量的化學形式。如果面臨總能量過剩的情況，細胞中產生能量的線粒體會面臨很大的氧化壓力。所以很多糖尿病者在患病前常常有體重或體脂的問題——超重、腰圍超標（腰腹型肥胖）、因肌肉萎縮而脂肪鬆軟（隱形肥胖），都與飲食中熱量過剩有密切的關係。

要相信身體內外的壓力是一體的，當你過量進食的時候，不僅你的胃會有過載的感覺，細胞也同樣感受到負重超載。細胞開始對抗這種過大的能量流時，會採取「胰島素抵抗」模式，這也是我們熟悉的糖尿病前期的發展狀況。

無論是吃了過多的快速消化碳水化合物導致體內血糖長期處於較高的水平，還是單純能量過剩給身體造成一種氧化壓力，會對細胞應答胰島素產生負面影響，從而促成胰島素抵抗過程的產生。

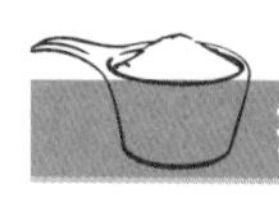

控制快速消化碳水化合物和糖

在前面闡釋快速消化碳水化合物和糖對代謝的挑戰時，已解釋得非常清楚，對於任何不缺乏能量的人來說，消化速度快以及將葡萄糖快速釋放進入血液的過程都不利於身體的正常運作。糖尿病者處理葡萄糖時發生了障礙（胰島素抵抗），導致血液裏積壓的葡萄糖更加無法被細胞消耗掉，因此嚴格控制快速消化的碳水化合物（包括糖）對於這類病人來說是必需的。如我們在健康時不懂得節制和順應，身體往往會用某種疾病迫使我們節制與順應，而這種被迫的滋味確實不好受。畢竟主動的節制能收穫心理上的舒適與自由，而被迫的節制往往只能讓人感受到懊悔與無奈。我在這裏同樣希望，即使存在胰島素抵抗或患有糖尿病，也需要將其看作是提醒自己健康地生活的契機，這樣疾病不只不會繼續發展，或許還有更多機會解鎖新的平衡飲食和健康生活的技能。「塞翁失馬，焉知非福」就是這個道理。

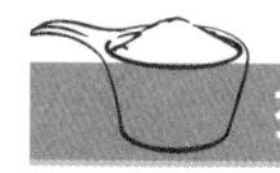

控制鈉的攝入量

鈉是一種非常常見的陽離子，更形象的說法是我們經常吃的食鹽中的「一半」，另一半是氯離子（這裏的一半與體積和重量無關）。鈉是人體內必不可少的一種陽離子，它對血壓和血液的酸鹼度有着重要的調節作用，也是細胞膜上主動運輸很多物質的鈉離子泵的必需物質。缺鈉讓我們陷入低血壓和低鈉血症的病理狀況，輕則乏力，重則危害身體基本功能運轉，甚至引發休克等嚴重問題。

鈉是我們必需的營養素之一，但是我們極少聽說有人缺鈉，大部分健康從業員反而勸大家少吃鹽（鹽主要是氯化鈉），是甚麼原因呢？這是因為鈉廣泛存在於很多天然食品，芹菜、茼蒿、茴香和海產品天然含有較高量的鈉。只要均衡飲食，保證適當攝入這類蔬菜和海產品，很少有人因飲食缺鈉，而大多數缺鈉的情況是由流汗過度、電解質流失引起。在如今的飲食結構中，加工食品是含有添加鹽特別多的一類食品，麵包、餅乾、醃漬食品、蜜餞、罐頭食品都是含鈉重災區，再加上日常烹飪、外出用餐和外賣食品中調節口味的鹽、味精、雞精等調味醬料增加，吃鹽（吃鈉）過度就與吃糖一樣成了公共衛生問題。

吃鹽與吃糖對身體的影響並不一樣，因為糖的主要用途是供給碳水化合物的主體，供應能量以及與其他物質合成機體組織等，但鹽中氯化鈉的鈉離子卻是一種會直接進入血液的陽離子，並對血壓和排尿產生一系列直接作用。而且吃鹽過度被發現與心血管疾病、慢性腎病及胃癌具有一定的關聯性，從而加重高血糖帶來的血管內皮損傷，提高患心血管疾病的風險。在戒糖的同時保證攝入適當的鹽量，不僅有助糾正愛吃「重口味」食物的毛病，還可以雙管齊下地保護我們的心血管系統。

當然，控制熱量、快速消化碳水化合物和鈉的攝入只是糖尿病者的飲食的最重要三點。對於代謝異常的人來說，保證膳食平衡及高質量食材的日常飲食是永遠離不開的那一劑良藥。通過糖尿病者的例子，控制快速消化碳水化合物攝入並不只是一個潮流飲食法，也不僅是變得更漂亮、更年輕的工具，它其實是深深植根於身體代謝平衡的一種理念，代表着對任何強烈誘惑的覺察力。

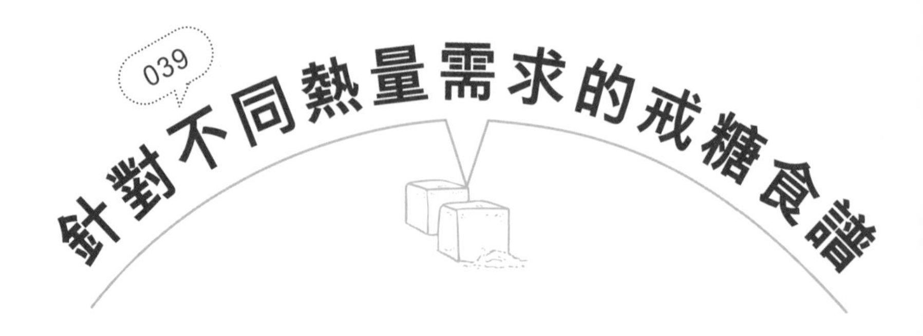

針對不同熱量需求的戒糖食譜

這裏提供具體的食譜，希望幫助大家樹立更好的健康餐碟理念，不僅在食材的選擇上拓寬思路，更在搭配比例上實現平衡。

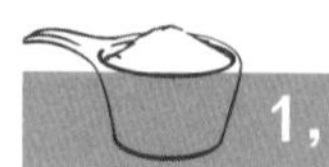

1,600 千卡食譜

從最低能量攝入標準 1,600 千卡開始。這份食譜（見表 9-1）適合體重 50 公斤左右的成年女性，以及需要減肥和控制腰圍從而進行熱量限制的體重人群。總體來說，這屬較低熱量的正常飲食（不算節食），不僅對游離糖和碳水化合物進行了有意識的控制，而且符合健康餐碟的基本原則，是可以每天實踐的食譜。

表 9-1　1,600 千卡食譜示例

早餐	午餐	晚餐	加餐
水煮雞蛋	涼拌豆腐芹菜絲	清蒸魚	堅果 1 把
無糖雜糧豆粥 1 碗	清炒西蘭花	紅燒豆腐	蘋果 1 個
牛奶 250 毫升	青瓜蝦仁	清炒蘆筍	奇異果 2 個
車厘茄 5 顆	魔芋粉絲	蒸紫薯半個	無糖乳酪 1 杯
300 千卡	500 千卡	500 千卡	300 千卡

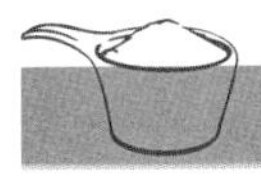

1,800 千卡食譜

1,800 千卡食譜（見表 9-2）適合從事輕體力活動但想控制總熱量的 70 公斤左右的成年男性。這套食譜注重飽腹感和低熱量，尤其適合需要減重或有減脂需求的男性，又或者中等以上體力活動量的女性。

表 9-2　1,800 千卡食譜示例

早餐	午餐	晚餐	加餐
水煮雞蛋	涼拌海帶絲	清蒸魚	堅果 1 把
雜糧餅卷蔬菜 1 份	清炒油麥菜	芹菜炒豆乾	蘋果 1 個
牛奶 250 毫升	冬菇蒸去皮雞肉	清炒蘆筍	奇異果 2 個
堅果 1 把	雜糧燕麥米飯 1 碗	蒸紫薯半個	無糖乳酪 1 杯
400 千卡	600 千卡	500 千卡	300 千卡

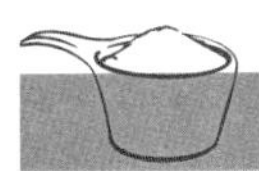

2,000 千卡食譜

2,000 千卡食譜（見下頁表 9-3）在營養成分表上是一個非常標準的「能量攝入模式」，符合中等體力活動量的 70 公斤成年男性的能量需求。這個需求適合絕大多數不需要減重和減脂的男性，屬「開心吃飽，克制欲望」的類型。

表 9-3　2,000 千卡食譜示例

早餐	午餐	晚餐	加餐
雞蛋煎餅	薯仔燒牛肉	清蒸魚	堅果 1 把
蔬菜沙律	清炒西蘭花	番茄炒蛋	蘋果 1 個
牛奶 250 毫升	雜豆蘑菇燉雞肉	魚香肉絲	香蕉 1 隻
堅果 1 把	粟米飯 1 碗	粟米 1 條	無糖乳酪 1 杯
500 千卡	700 千卡	500 千卡	300 千卡

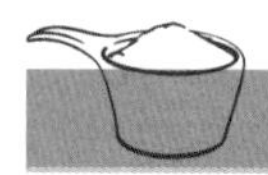

2,400 千卡食譜

最後是 2,400 千卡食譜（見表 9-4），不要誤認為這屬「放開吃」類型。不同的能量需求一定是符合不同身體代謝基礎人群的「平衡飲食」，即使能量越來越高，也不意味着飽腹感一定越來越強。「食而有節」是每個人需要記住的健康法則。即使那些基於某些目的需要增重的人，只要目的是健康增重，就不應該敞開吃高熱量而低營養密度的食物。

表 9-4　2,400 千卡食譜示例

早餐	午餐	晚餐	加餐（2 次，可替換食材）
雞肉番茄雜糧三文治	咖喱蔬菜雞塊	香煎三文魚	堅果 1 把
蔬菜沙律	青椒炒藕片	節瓜蝦米粉絲	蘋果 1 個
牛奶 250 毫升	清炒蝦仁粟米粒	炒五彩雜蔬	香蕉 1 隻
煎蛋 1 個	紅豆飯 1 碗	蘑菇雞肉雜糧炒飯	無糖乳酪 1 杯
600 千卡	700 千卡	500 千卡	600 千卡

這裏的食譜在總熱量較低的前提下，選取了營養密度特別高而熱量偏低的食物，同時注重飽腹感，避免讓人產生節食的感覺。而在熱量逐漸升高的過程中，我並沒有加入各類油脂高的食物，也沒有用「多吃一碗飯」填補熱量缺口，而是把菜譜中同類的食物相應地換成能量和營養素匹配的食材，例如豆腐變成了豆乾；西蘭花變成了青椒、藕片這類澱粉含量更高、熱量更充沛的蔬菜。同時注意烹調的手法，能量需求更高時，我對不飽和脂肪酸的需求會相應提升，需要適當增加煮食油（最好使用高油酸比例的植物油），如水煮蛋變成煎蛋；清蒸魚變成香煎魚；蒸薯類變成雜糧炒飯等，體現了「沒有人需要額外的空熱量」這重要思想。

至於「加餐」的概念，不代表在兩餐之間加入，完全可以隨着正餐加入。考慮到讀者異質性特別高的飲食習慣，各食譜才以「加餐」的形式列出來。從健康人保持穩定血糖的角度來説，盡可能不在兩餐之間吃零食才是更有利的做法。

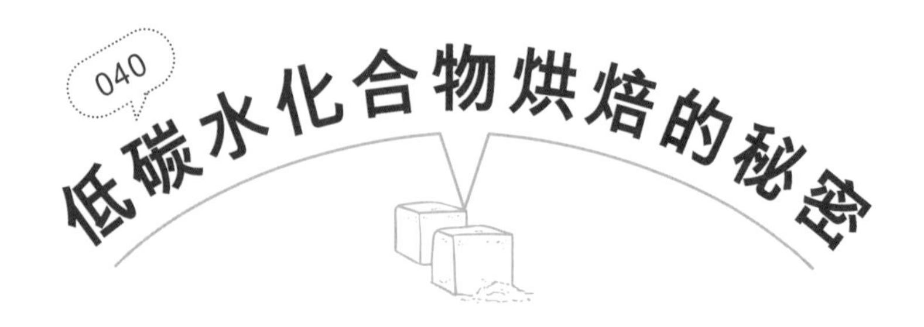

低碳水化合物烘焙的秘密

除了含糖的甜飲料外，另一個非常大的添加糖和澱粉來源要數烘焙食品。西方有大名鼎鼎的布朗尼（以非常厚重的朱古力為主的蛋糕）、誘人無數的甜甜圈（一個炸麵包覆以厚厚的糖霜）、夾心餅乾、曲奇、威化、朱古力餅乾棒、能量棒等以添加糖為主的烘焙食品；中國也有各種各樣的烘焙小甜點，如紅糖發糕、甜餡餅、棗泥糕等以加糖糧食和豆類為主的小吃。兩者的區別在於口味和場合，各種中式加糖小吃雖然也存在添加糖和澱粉過剩的問題，但是因為用料更講究取材於天然的豆類（豆沙）和穀物（麥芽糖），總體來説質量比西方高度加工的烘焙食品略佔優勢。

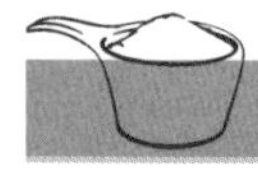

快速令糖進入血液的烘焙食品

可是回到添加糖和澱粉的問題上，無論東方還是西方的烘焙產品，基本上都是一種能量分配極其不均衡的食品。烘焙將麵糰（主要以小麥粉為基礎）的膨脹和定型作為食品加工的核心步驟，因此對澱粉的需求量一定非常大，在此就不説對油脂的需求了。所以烘焙食品是一種以澱粉為主要能量源的食物，再加上糖混和，就成了不折不扣的快速消化碳水化合物的主要來源。

除了食品成分的問題，烘焙還通過化學蓬鬆或生物發酵的方式讓原先結構緻密、水分含量高的麵糰「脹」起來，在這個過程中，整個麵糰變得多孔而疏鬆。蓬鬆而柔軟的口感是烘焙食品令人如此着迷的一大原因，也非常符合人類快速獲得能量的需要。然而問題在於，這種疏鬆的結構進一步增加了麵糰與腸胃中消化液的接觸面積，所以比原始的小麥更快速地被轉化成可以吸收的糖進入血液。因此除了油脂（會阻礙血糖升高）之外，經酵母發酵的麵食食品，其血糖生成效應通常比原材料更加明顯，這也是我們在安排膳食時需要考慮的一個因素。

糖在烘焙食品中除了提供非常重要的甜味外，更重要的是增加體積、保持水分、穩定結構、作為酵母的飼料等多樣而缺一不可的作用。在食品工業裏，飲料使用代糖或許只要解決口味的問題，但在烘焙食品裏用熱量更低的代糖需要解決的問題就太多了。再説，即使解決了代糖的問題，還有澱粉含量高的問題需要解決。澱粉和適量的穀物蛋白質會帶來軟糯和海綿般的口感，因此也很少有其他澱粉含量低的粉類能夠代替。在烘焙食品的問題上，距離出現能夠代替糖、快速消化碳水化合物，同時還能保證口感的產品，可能還有很長的一段時間。

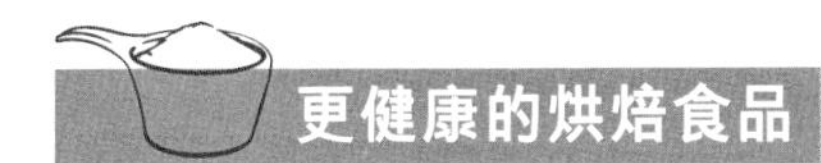

更健康的烘焙食品

面對這類食品時，我們的應對辦法如下：

1. 當作偶爾吃的零食，盡量不要作為主食一部分。

以前可能每天早上吃兩個花卷、喝一碗粥，現在把花卷換成其他蛋白質含量更高的食物，只在特別想吃的時候來一個，同時把粥換成一杯豆漿。蛋白質與澱粉類食物混合搭配，會對血糖好得多。

又舉個例子，我們可能把三文治作為午餐一部分，而可以適當時換成非烘焙類的意粉、雜豆沙律等作為主食的替代品。這方法就是讓我們不要對烘焙食品產生「每餐都要吃」的習慣性依賴。相較於穀物本身，烘焙食品是一種加工食品，不僅會損失一部分營養素，還會在加工過程中或多或少增加一部分穀物中原本沒有的食品添加劑。因此讓烘焙食品成為零食是一種思維的轉換，它深層的意義是切斷烘焙食品與必需食品之間的聯繫。

2. 在烘焙食品加入更多蛋白質、膳食纖維和健康油脂。

正如前面所說的，混合膳食有助保持血糖穩定，如果想降低烘焙食品對血糖的影響，需要運用「混合化」的方法。如果能自己製作烘焙食品，盡可能使用部分全穀物磨成的粉末（全部代替可能會讓口感過於粗糙），然後加入雞蛋、牛奶、牛油等輔料，例如加入部分蕎麥粉並使用牛奶做成牛奶蕎麥饅頭，其營養價值可能比普通白饅頭更高，對血糖也更好。如果沒有自己製作烘焙食品的習慣，而是更傾向購買現成的烘焙食品，那麼在進食時盡量豐富食物的種類就是應對之策，不要餓了就抓起兩塊夾心餅乾，而是泡上一杯茶，吃點堅果，然後再來一塊小餅乾。這樣的小心思更能讓我們養成「對食物用心，對身體覺察」的多元化進食好習慣，不僅僅是生活習慣上的一小步，更是健康意識上的一大步。

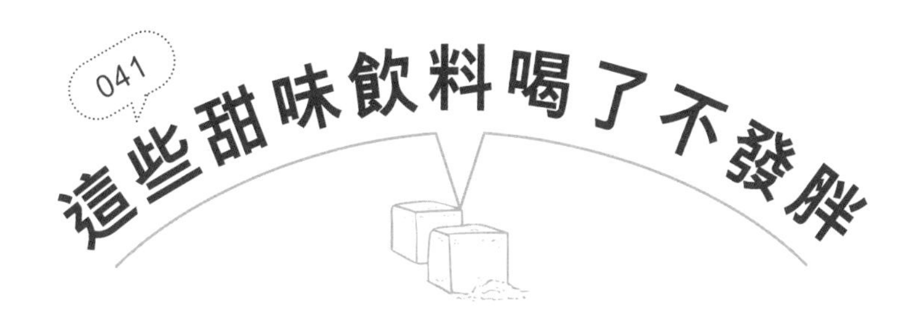

041 這些甜味飲料喝了不發胖

既然含糖飲料是我們攝入添加糖的主要來源，果汁飲料也富含游離糖，並不適合日常大量飲用，那麼對於實在喜歡甜甜口感的讀者來說，有沒有健康低糖甚至無糖的甜味飲料偶爾代替喝水呢？

這裏推薦幾款可以自己製作天然又有淡淡甜味的飲品，其中大部分食材隨處可以買到，而小部分需要採購新鮮食材，適合在各種朋友聚會的場合代替甜飲料作為健康可口的美味飲品。

- **羅漢果薄荷茶**

羅漢果天然的甜味（來自羅漢果甜苷）加上薄荷的清涼口味代替甜汽水和冰紅茶非常合適，特別適合夏天冷藏後喝。羅漢果和新鮮薄荷葉加入熱水沖泡，冷卻後加入新鮮的薄荷葉，還可以加入無糖的氣泡水模擬汽水。

- **蘆薈椰青汁**

椰青汁不等同於椰汁，更不是椰奶，而是椰子裏儲存的汁水。它的主要成分是天然存在的糖和礦物質，含糖量為 2%-5%，因此可以作為天然的含糖飲品，也可以配合不加糖的蘆薈作為非常好的夏日待客飲料。不過要注意，椰青中的糖也算游離糖，因此這款飲料嚴格來說類似於清淡的果汁，不宜日常代替水大量飲用。

• 西瓜青瓜香茅茶

西瓜汁或許讓人着迷，好喝得停不下來，但是西瓜片泡的水更適合作為日常飲料，你也不用擔心糖分問題。西瓜加青瓜會讓水變得更清新，而預先用香茅泡好的水放涼後再加入西瓜和青瓜則可以完美突顯醇厚而清爽的口感。

• 甘草桂圓枸杞茶

甘草也是天然帶有甜味的一種草本植物，它的甜與羅漢果的甜非常類似，是那種具有獨特草藥口感而醇厚的甜味，因此需要配合其他帶有類似甜味的水果，桂圓和枸杞就是非常合適的兩種。

042 市面上的代餐飲品真的可靠嗎？

代餐奶昔是近幾年熱遍全球的食物，因為很多人的飲食都有一個通病——能量過剩而營養素不足，所以代餐這種彌補性食物應運而生。為甚麼説它是彌補性食物呢？那是因為我們本身不需要代餐，也不需要膳食補充劑，但這是理想的健康狀態，也是身體自我修復能夠達到的最佳狀態。而現實並非如此，只有極少數自我健康覺察力高（這裏不用自控力，因為高度的健康管理靠的並不是毅力）的人能夠長期保持恰到好處的飲食和運動，擁有長期穩定的信念和心理支持。所以我們不僅有很多妥協的辦法，也有很多依靠科技補救的辦法。這些辦法的確可以在我們不願意或不能馬上改變的時候，幫助我們減少對身體的傷害，屬補救措施。

代餐是甚麼？

代餐就是典型的這種補救食品。代餐，顧名思義，既頂飽又能補充部分營養素，但是熱量比一頓不太合理的正餐低不少。所以它是為那些種種原因沒辦法自己恰當地搭配三餐的人設計的，用來代替不太健康的某一餐，進而彌補那一餐的熱量攝入。代餐也可以提升飽腹感，作為一種營養和熱量更加匹配的加餐或零食來減少一天的熱量攝入（與傳統的加工型零食相比，如薯片、餅乾等）。代餐是否適合，一定要綜合看一天總體的飲食質量，而不能武斷地認為食用代餐會更好或更不好。那麼代餐的設計究竟怎樣才算合理，它又與降低快速消化碳水化合物有哪些聯繫呢？

1. 飽腹感

如果吃了代餐還很餓，那就失去了代餐的最大意義。因此合格的代餐通常把慢速消化碳水化合物放在很重要的位置，其中包含抗性澱粉、膳食纖維等一系列延長消化時間的食材。常見的「圓苞車前子殼粉」是一種以膳食纖維為主的食材研磨成的粉，通常作為功能性食品的添加劑，不僅可以作為膳食纖維的良好食源性補充來源，更是代餐中提升飽腹感的重要角色。

2. 蛋白質

蛋白質是另一個重要的營養來源，而且能增加飽腹感。代餐中供能最多的要數蛋白質，否則很難代替正餐的營養。很多代餐都以奶昔的形式命名，原因是配料表的第一位通常被脱脂奶粉或乳清蛋白粉佔據，喝起來味道總是類似乳飲料，但選擇這類奶昔代餐時，要留心以下三點。

- 不要選擇含有糖和人工甜味劑的產品，這與前面説的戒糖和戒甜是一個道理。既然已經選擇代餐，就不要用過度的甜味去刺激味覺。當然，市面上的產品都會盡可能把味道調得讓消費者的接受度更高，但合理的代糖應當以糖醇為主，輔以甜菊糖這種更加接近自然口感的天然代糖。

- 營養素是否能夠代替 20%-30% 的量，這也是衡量代餐營養是否合格的一個重要因素。蛋白質既飽腹又起到維持身體氮平衡的作用，因此是代餐最基本的要求。如果按照 30%—40%—30% 這樣的營養素能量分配比例安排三餐的話，那麼早餐代餐的蛋白質達到 8-21 克才算比較合理。除了蛋白質外，必需脂肪酸也是優秀代餐需要考慮的，尤其是中國人普遍存在吃海魚不足的問題，因此 Omega-3 不飽和脂肪酸攝入不足是個通病。此外，維他命、礦物質也是高質量代餐需要顧及的。
- 熱量佔比是否低於營養素所佔的比例。這個聽上去比較複雜，但卻描述了代餐的「精髓」——用較低的熱量換來較高的營養素和飽腹感。畢竟我們減脂或減重的目的依舊是健康（美也以健康為前提），不能為了逃避一頓飯而吃代餐，所以代餐的重要目的在於製造能量差。因此判斷代餐值不值得吃還有個高階的辦法，即看它的熱量佔比是多少，再看看它的微量營養素佔比（優秀的代餐通常會標示出來）是多少。我們自然希望熱量佔比低於微量營養素佔比，這就意味着更大的營養素密度。

營養素密度 =100 克食物含有的營養素 /100 克食物含有的熱量

所以在減脂過程中，判斷是否需要代餐是一個很重要的問題，如果真的決定選擇代餐，就要按照上述辦法判斷是否值得選擇。在選擇時，需要避開用糖或甜味劑等刺激性口味來「虛假滿足」口腹之欲的代餐，這樣的代餐更像一種不良方式發泄食欲，而不是真正幫助我們管理胃口。我們一定要明白，代餐只是為我們提供適度的飽腹感與飢餓感，擺脱過度進食和減少熱量攝入的權宜之計。如果吃的是甜甜的（雖是低熱量）代餐，我們不僅不會養成良好的飲食習慣，反而會變成無糖不歡者，甚至依賴甜代餐奶昔，這才是健康上的最大損失，同時還會白白花掉一大筆錢。

第 10 章

戒糖的另一種方式：輕斷食

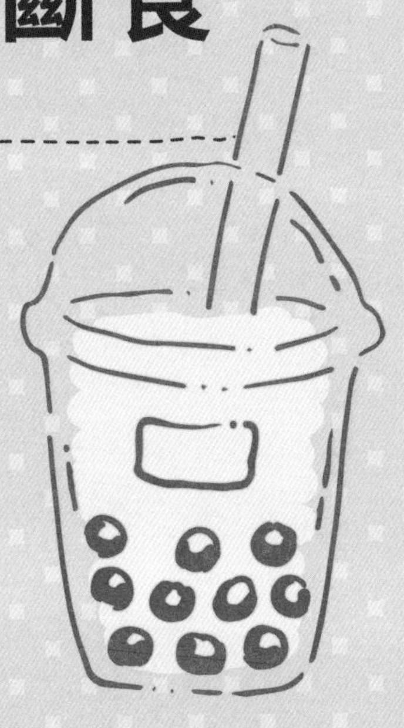

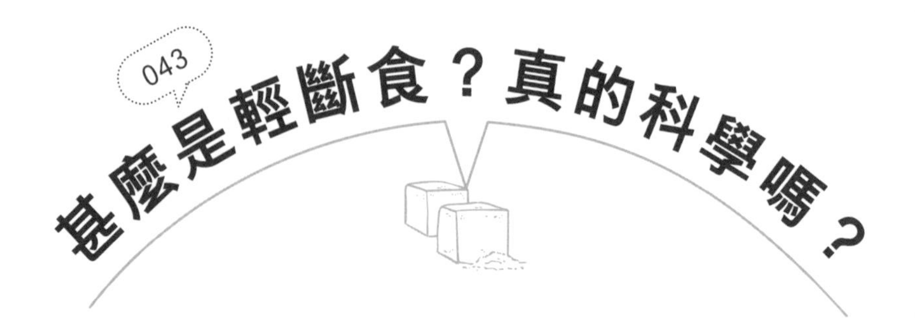

043 甚麼是輕斷食？真的科學嗎？

說到戒糖，很多人的初衷或許就是單純地減肥或保持更好的身材，但從根本上來說，戒糖和限制快速消化碳水化合物是回歸一種更自然、更平衡的飲食模式。無論是需要減至健康體重的人，還是單純想預防代謝病的人，抑或是已經產生胰島素抵抗和患糖尿病的人，遠離游離糖，保持長期穩定且處於正常低位的血糖水平都是百利而無一害的做法。

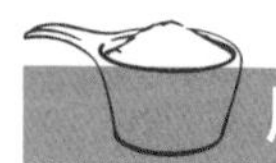

風靡全球的「輕斷食」

說起穩定血糖與體重和代謝病的關係，不得不把另一個與戒糖息息相關的飲食模式拿來做分析——非常著名的「輕斷食」。

「輕斷食」這個詞風靡全球是從麥克爾・莫斯利博士（Dr. Michael Mosley）開始，他的兩部著作——《輕斷食》和《輕斷食：戒糖篇》提供了新穎而實用的飲食指導。麥克爾是醫學博士，他的著作自然有嚴謹而科學的醫學知識作為理論基礎。其實早在他的著作推廣輕斷食這個概念之前，科學界已證實，有意識地限制飲食熱量對很多動物有延長壽命的作用，而且中國古代智慧也早有關於飲食的哲學，如飲食有節、飯吃七分飽等。越來越多流行病學實驗也提示我們，限制熱量對人類或有降低各類代謝病風險的作用，所以目前是營養學界非常熱門的研究項目。那麼輕斷食跟戒糖有甚麼關係？

輕斷食對應的詞是傳統的斷食。傳統的斷食通常與宗教儀式（如辟穀、齋戒月等）緊密相關，缺乏足夠健康證據的支持，而且一般人並不容易將其納入相對忙碌的日常生活中，所以很少被大眾接受。輕斷食則不一樣，根據個人總結，其實有四種從嚴格到日常的輕斷食模式（見圖 10-1）。

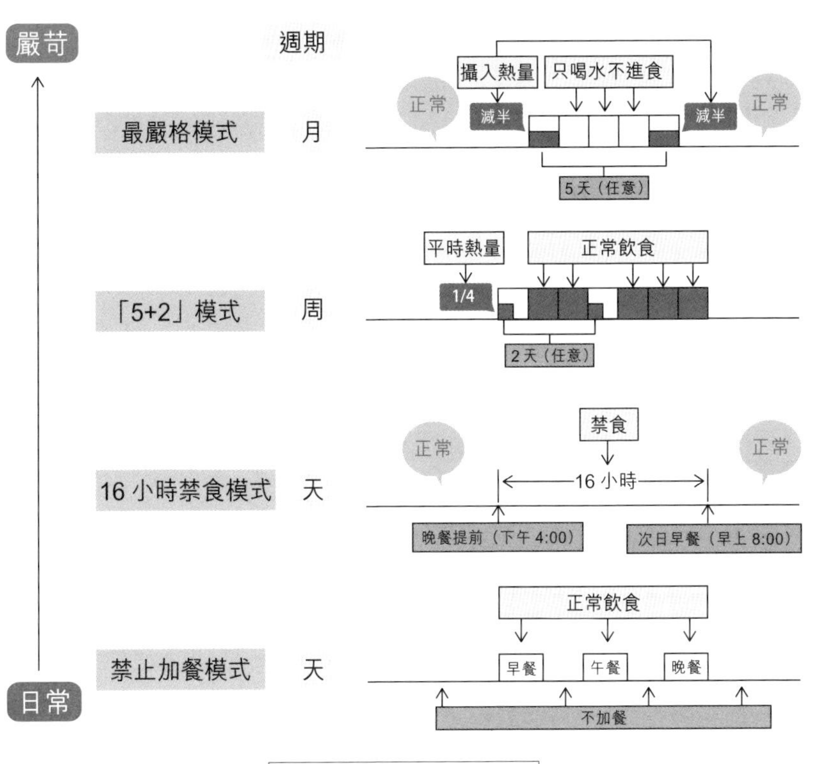

圖 10-1　輕斷食的四種模式

• **最嚴格模式**

一個月中某5天循序漸進地斷食，即首末2天熱量攝入減半，中間3天只喝水不進食，而當月其他時間正常進食。

• **「5+2」模式**

這是麥克爾·莫斯利博士提出的改良方法，即以周為單位，選擇任意2天（可以不連續）進行熱量限制飲食——只吃平時熱量的1/4，其他5天正常進食。

• **16小時禁食模式**

每天只要保持16小時不進食任何有熱量的食物和飲料，而其他時間正常進食。最簡單的做法就是，提前2小時吃完晚餐，下午4點到第二天早上8點之間不攝入熱量，隨後又可以吃一頓正常的早餐了。這中間涵蓋了8小時的睡眠時間，所以剩餘的時間被拆成睡前和醒來後就顯得沒那麼突兀。這個模式的好處在於不需要改變飲食的總熱量，而僅須拉開兩頓飯的進食時間，刻意製造一段並不難熬的「禁食」時光。雖然它對體內代謝指標的改善不如標準的熱量限制斷食法，但比起一天五頓飯這種頻繁的進食方式，改善效果顯著。

• **禁止加餐模式**

這是我根據具體情況設計的非常簡單的操作方法。這種模式聽上去非常普通，不就是吃正餐但不吃零食，為甚麼也能稱之為輕斷食？原理很簡單，輕斷食與自由飲食的最大差別在於製造一個禁食時段，這個禁食時段正是我們身體需要經歷並用於調整代謝問題的。對於那些甚麼都不願意改變的人來說，僅僅是管住吃零食的嘴，在正餐期間正常進食，對他們的身體都是有好處的，三個禁食時段（早餐和午餐之間；午餐和晚餐之間；一整個夜晚）是身體代謝重要的放鬆機會。

那麼，少食多餐豈不是錯的嗎？

這個問題看似日常，但涉及很多因素。通常來說，我們感受到餓或飽不僅與腸胃排空的速度有關，也與血糖和很多激素的水平有關。對於絕大多數人來說，吃一頓基本均衡且飽腹感足夠的混合餐後，需要 4-6 小時排空胃，所以我們很少在一頓正餐後 4 小時之內又開始進食，也很少能撐過 6 小時而不感覺餓。這樣一來，絕大多數人養成了吃三餐的習慣。但人與人之間存在個體的差異，胃容量大小和排空速度自然也有非常大的區別，有的人每餐無法進食太多，但可能隔了不到兩小時又需要加餐；有的人加餐並非真的餓了，而是饞嘴、無聊，甚至只是一種習慣。對於大部分胃口正常的人來說，一日三餐的安排是一種非常自然的選擇，而輕斷食只是在這個基礎上減少加餐或拉開兩餐的時間，給身體製造一段「能量耗竭」的真空期。並不是說一日一餐或者兩餐一定比一日三餐更好，大家需要根據自己的身體感受和生活節奏來安排適合自己的飲食，不要將任何讓自己不舒服的飲食法奉為準則。

有規律禁食之好處

很多人聽說內分泌科醫生建議糖尿病者「少食多餐」，達到任何一頓飯對血糖的影響不太大。這個說法從何而來呢？

這個問題既涉及個人飲食喜好，也涉及胃容量的天生差異，還涉及食物獲取的方便程度，更關係到部分有糖尿病和胃不舒服等特殊情況的人。這裏我不説少食多餐和禁食哪樣對身體更有利，因為個體差異讓這個問題變得非常複雜，但我會簡單解釋一下為甚麼有規律的禁食和戒糖對我們的身體代謝有益處。

輕斷食和飢一頓飽一頓完全不是一回事。輕斷食是在均衡且規律，同時保證營養的基礎上間隔兩頓飯的主動可控制過程，可以在身體出現異樣時，隨時通過補救的辦法停止。現在很多人因為工作無法按時規律進食而患有不同程度的胃病，肚餓時被迫無法吃東西，停止工作後拼命吃的行為不能稱之為輕斷食，因為它突破了健康的底線。所以我們要充分理解，禁食是在上一頓吃得均衡且足夠飽腹（不是吃得多）的情況下，刻意給自己的身體留一大段排空與平復代謝的時間，而不僅是讓身體捱餓，讓身體感受一段模擬的能量耗竭期，這正與我們提倡的戒游離糖和限制快速消化碳水化合物有異曲同工之妙。

在這個禁食階段發生時，血液中的葡萄糖被各種細胞逐漸消耗掉，血糖告急之後身體開始動用胰高血糖素向肝臟調取儲備的肝糖原，肝糖原被迅速拆成一個個葡萄糖釋放出來補充血糖，這個時候飢餓感會升起。如果這時候熬過去，飢餓感會自然下降，身體會發出信號——「是時候抵餓了！」接收命令後，大腦會啟動「輕節能」模式，省吃儉用地利用血液中的葡萄糖，並調動身體儲備的脂肪，進入「糖異生」（即非碳水化合物轉為葡萄糖的過程），擴充血糖軍隊。

這個過程慢且穩，所以血糖水平既不會因為糖異生而過度升高，也不至於因為短期沒有進食而過低。這種血糖處於理想水平卻不至於極端的情況恰恰是最有利身體代謝的狀態。在這種「輕節能」模式下，身體並無受到真正的極端困難，不至於動用身體寶貴的蛋白質（肌肉的流失），但開始動用糖原、脂肪後，身體啟動一種減少不必要的氧化呼吸能量消耗量的保守模式，同時大量消耗身體裏游離的脂肪酸進行供能。其結果是我們的體脂可能會逐漸減少，血糖的刺激少了，所以胰島素抵抗開始慢慢改善——細胞擅於把血液中的葡萄糖燃燒，總能量供應減少使細胞處理和氧化能量的負累減少，整體上對身體的損耗更少。

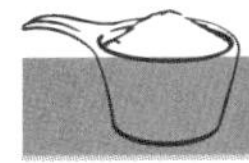

「輕斷食」之身體反應

在輕斷食的各種對照試驗中，研究者發現試驗者在進行一段時間輕斷食後，伴隨體重降低，代謝指標也改善很多，例如血糖、糖化血紅素、血清的總膽固醇降低，腰圍也減少了。麥克爾博士發覺這可能是一種有效干預糖尿病和胰島素抵抗的飲食法，他親自實踐了書中的「5+2」輕斷食法。他在斷食日採用的是「多食少餐」的方法，但總熱量依然遵守規則。這不僅相當於每週吃的總熱量少一些，更重要的是，在兩天內刻意地經歷一段時間的空腹狀態，恰恰是那些代謝已經存在異常（血糖、血脂、血壓、尿酸異常）的人非常需要的一種狀態。在這種狀態下，身體會達到與進食快速消化碳水化合物相反的狀態，即一種耗盡糖原並提高胰島素敏感性的狀態（胰高血糖素開始主導），以適應輕度的飢餓，高效利用僅存的碳水化合物（降低血糖），同時動員儲備的脂肪進行「糖異生」，確保不至於因輕斷食而出現低血糖。

這樣刻意的空腹過程，啟動了身體對抗血糖過高的保護機制，降低了總熱量，不僅對身體代謝異常的人有好處，還被很多減肥者視作比單純節食更友好的飲食方法。輕斷食不需要忌口（沒有食物種類的限制），也不需要長期捱餓（僅僅兩天）。即使是在刻意空腹期內，人們通常只要適應第一個飢餓期（也是飢餓素分泌的高峰），接下來身體會對飢餓感適應很多。當然，這種方法並不適合已經處於健康體重範圍內且體脂偏低，不存在代謝異常的健康人群用來過度減肥，因此方法並沒有在更多人群中進行大量實驗。關於輕斷食期間腸胃本身的反應，還沒有非常確鑿的證據，因此不排除一部分人在嘗試輕斷食時會產生腸胃不適的反應。

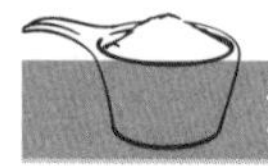

減緩耗能利於養生

在輕斷食被發現具有對抗血糖和其他負面代謝指標的作用之前，很多實驗證據都指向「節制飲食中的熱量很可能與延年益壽相關」，也就是中國古代智慧中的「飲食有節」。在輕斷食被發現有類似的作用後，人們開始把目光從「熱量限制」轉到「降低血糖」上，因為在輕斷食過程中，總熱量的減少並不是主要因素，而且對食物的種類也沒有嚴格限制，但這種模式對代謝和體重的改善竟然比更嚴格的熱量限制要明顯，這表明禁食期間血糖降低可能激發身體的能量保守機制，以及提高胰島素敏感性的過程，實際上達成了與限制熱量一樣甚至更好的效果。因此我們不由得想到單純的戒糖和減少快速消化碳水化合物攝入是否也具有類似的作用，而且單純減少快速消化碳水化合物的方法中，飢餓甚至不是必需的過程，那就更能為大眾所接受了。

雖然戒糖本身並不意味着降低總熱量（但往往會小幅度減少），但總的來説，我們的血糖會因為減少攝入快速消化碳水化合物而長期趨於穩定，這也使能量輸入趨於更加保守的狀態。想像一下，燒烤時分別用酒精和木炭當燃料烤肉，大量的快速消化碳水化合物（包括游離糖）就像用酒精烤肉，燃燒時火又快又猛且成本高，還很容易燒焦食物，屬非常不適合長時間燒烤的燃料。

身體只有在能量非常充足時（如連吃三碗米飯）才會使用這個模式，同時體內也會大量發生氧化反應，這時候氧化反應必需的產物（自由基）會來作祟。這與我們的衰老息息相關，所以有時候過度的供能和耗能並不利於養生。相反，當身體處於相對保守的節能模式時，部分慢速消化碳水化合物在緩慢地補充血糖，脂肪也在有序地轉化成葡萄糖用於供能。就如用木炭燒烤，我們的身體也更喜歡溫和而可持續的養生模式。

游離糖和快速消化碳水化合物在體內引發熊熊烈火，看上去只是能量消耗快一點，但在燃燒葡萄糖時，身體也在發生着劇烈的氧化呼吸反應，同時無可避免地產生自由基。少量自由基是正常的氧化呼吸部分，也是身體需要的機制，然而長期過度氧化產生的自由基會攻擊細胞各部分，促使我們過早老化和失去活力。

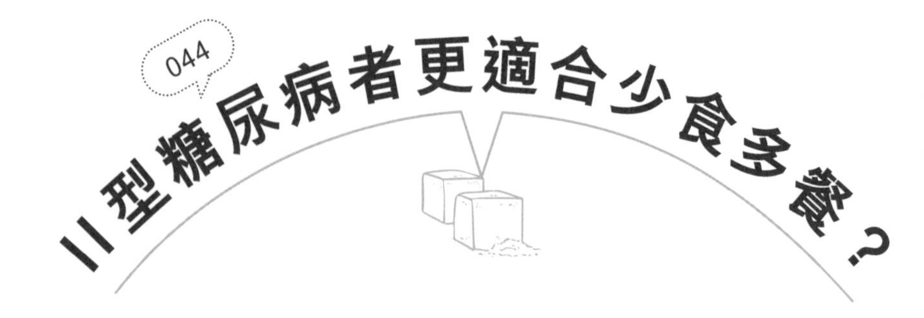

044 II型糖尿病者更適合少食多餐？

不少實驗證明，「輕斷食」能幫助人們減少進食的總熱量，且有利於改善代謝指標（包括胰島素抵抗）。對於患有II型糖尿病的人來說，這樣的輕斷食並不一定能幫助他們控制血糖，畢竟他們體內的胰島素抵抗已成為一種頑固的病理狀態。而且，其中很多病人的胰島素分泌開始出現問題，所以他們的身體對改變飲食習慣的適應力非常低，對餐後血糖的控制力也呈現受限的狀態。

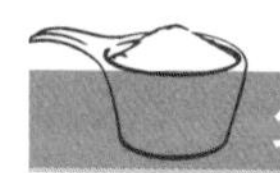

少食多餐血糖波動少

通過飲食對餐後血糖水平進行嚴格調控才是最重要，這時他們不一定適合像健康人士般用輕斷食這種長時間禁食的方式挑戰身體。他們的胰島素抵抗已經到了不可逆的階段，並不能通過簡單的禁食而恢復如初，尤其是禁食後突然攝入熱量會挑戰已經受損的內分泌系統，所以II型糖尿病者通常乖乖將限制熱量和減少每餐的血糖負荷當成頭等大事，先定總熱量然後少食多餐，或在專業營養師的指導下進行其他方式的飲食干預。

有實驗數據顯示，在總熱量和膳食內容固定的情況下，每天六頓小餐的那組病人其餐後血糖波動，明顯比一日三餐的病人小很多。這非常容易理解，畢竟同樣多的東西分成更多次吃下去，自然每次對身體的影響更小一些。

這對血糖代謝已受損的糖尿病者來説是非常重要的控糖措施，但最大難處是控制總量。少食多餐在日常生活中並不是非常舒服的事情，它意味着雖然能吃很多次，但每次不能吃飽，這也是糖尿病者膳食依從性不高的一個原因。糖尿病者可採用第 11 章推薦的「567 飽腹法」，即使少食多餐也能盡可能吃得平衡且舒適，不至於一頓飯彷彿吃了三頓的米飯和肉，而另外三頓飯卻只能吃青菜。

對於糖耐量（人體對葡萄糖的耐受能力）並沒受損的健康人，不必刻意少食多餐。畢竟少食多餐這個生活習慣很難被大部分需要正常工作和學習的人採用，並不利於控制總體的膳食。想像一下，如果一天中每頓飯都有吃得過多的風險，那麼是三頓飯超量的風險低？還是六頓飯的風險低？顯而易見的是，很多人執行起來往往變成了多食多餐，最後相當於多了三頓飯的量，適得其反。更深層的原因是，沒有發生胰島素抵抗的人只要適當延長兩餐之間的時間（即輕斷食），實際上給代謝系統提供了更好的修復機會，反而能提高胰島素的敏感性，因此健康人士還是好好吃一日三餐最實在。

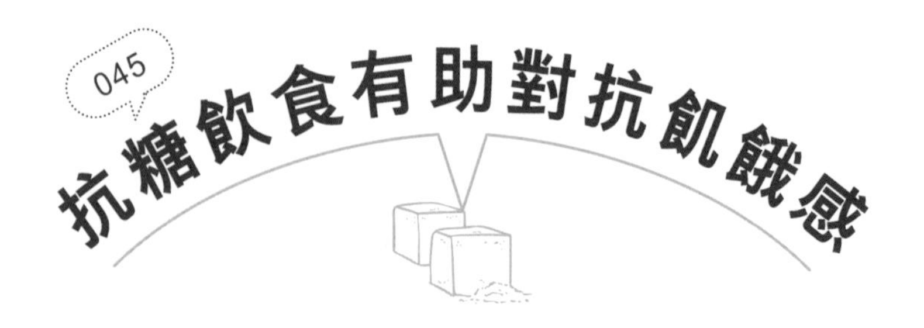

「輕斷食」是一種對抗血糖的保護機制，但逃不過的飢餓期依然是執行這種飲食方式的攔路虎。那麼有沒有甚麼技巧有助我們在輕斷食期間緩解飢餓感，同時不打破斷食日的熱量限制呢？那就是低碳水化合物飲食法，通過提高飽腹感、延長消化時間來達到目的。

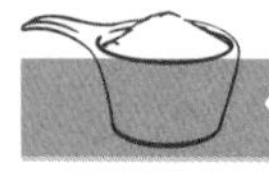

低碳水化合物飲食法提高飽腹感

在此之前，我提到飽腹感與食物的成分、血糖、胰島素的分泌息息相關，如蛋白質和膳食纖維會帶來更多飽腹感，富含脂肪和快速消化碳水化合物的食物則只有較低的飽腹感。同時，快速消化碳水化合物還會影響餐後血糖水平波動，從而導致更多胰島素分泌，讓血糖很快又降下來，然後給大腦「該吃東西」的訊息。所以在一頓快速消化碳水化合物大餐後，即使我們當時覺得已經吃飽，很可能在 2 小時後又一陣飢餓襲來。

通過輕斷食改善胰島素抵抗（* 編者按），需要以減少快速消化碳水化合物的方法輔助來提高飽腹感，在斷食日尤為重要。假設斷食日只能吃 500-600 千卡的熱量，把大部分熱量給快速消化碳水化合物，可想而知飲食質量多麼堪憂，同時也會遭受難以忍受的飢餓，十分不利於個人體驗和輕斷食的效果。

* 編者按：胰島素抵抗（Insulin Resistance）指脂肪細胞、肌肉細胞和肝細胞對正常濃度的胰島素產生反應不足的現象，代表這些細胞需要更高的胰島素濃度才能對胰島素產生反應。

第 11 章

567 飽腹法：這樣戒糖更符合身體需求

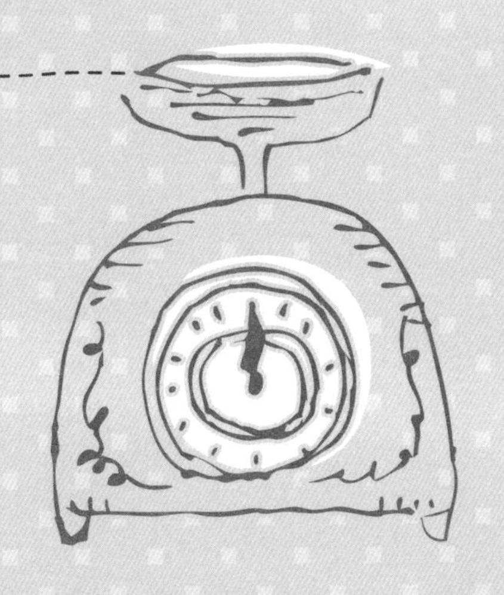

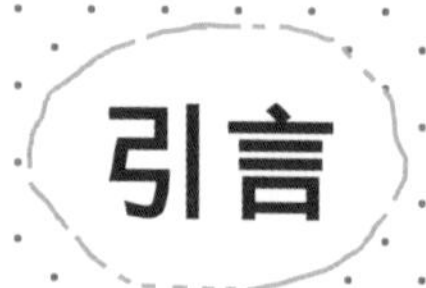

引言

飲食方法千萬條，平衡飲食是第一條。

無論誰告訴你如何吃，只有自己的身體和長久的經驗能提出最中肯的評價。健康的時候，不必挑戰身體對不平衡的協調能力；我們的健康和情感一樣，都經不起考驗，你只能完全信任它。「567 飽腹法」是一種實用而毫無限制的平衡飲食法則，讓戒糖來得更自然而溫和。

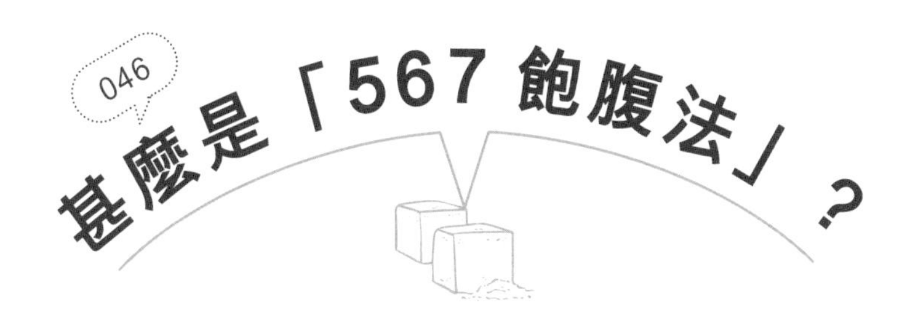

046 甚麼是「567 飽腹法」？

飲食方法特別多，甚至很多人已被層出不窮的方法弄昏——地中海飲食法、區域飲食法、原始人飲食法、DASH 飲食法（針對高血壓患者）等等。當然，這些飲食法並非都是噱頭，絕大多數飲食法是針對一部分本身飲食習慣不佳、身體可能存在異常情況的人設計的「糾正性飲食」。人與人之間體質差異太大，而且依從性也各異，所以營養學家和醫生設計出多種飲食方法幫助大家調節，所有飲食法都只是工具，它們之目的是糾正不良飲食習慣，從而達到營養和熱量均衡。

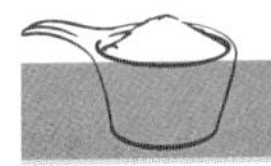

「567 飽腹法」兩個重要大前提

如果你能做到能量和營養素的雙重平衡，你採用的就是天然的平衡飲食，但如何做到談何容易。在此我給大家介紹一個獨創的飲食法——567 飽腹法。這並不是一個新的飲食模式，也沒有任何限制（可以吃任何食物），但有兩個非常重要的前提：

1. 按照平衡飲食的原則把食材選好——控制飲食的質量

可參考《中國居民膳食指南》對食物分類的建議，但不要硬生生地按照當中建議的份量。這也是「567 飽腹法」最重要的一點，尊重個體的差異，不強求每個人必須吃一定量的澱粉類主食。

這個前提是採用任何飲食法都需要注意的，並不是「567 飽腹法」獨有的要求，例如地中海飲食法要求選擇優質深海魚和多種類的蔬菜，而隨便吃點油炸魷魚圈，喝杯紅酒，加上橄欖油就不能稱為地中海餐了。可以説，任何飲食法的第一步都是選擇優質的食物：新鮮（非高度加工食物）、色彩豐富、能量充足。如果能控制好第一步，採用任何方法都是錦上添花，但吃多少、按甚麼順序吃能直接影響血糖和健康，戒糖需要從每一步精細控制。

2. 份量全由胃來判斷

第二個前提是對「567 飽腹法」的闡釋。這個飲食法最大的特點是，選擇好食材後，吃多少完全由胃的感知來判斷，而不是傳統用肉眼觀看、用秤計量、用標準碗測量，但我怎知道我吃了多少？

要相信，胃和大腦才是判斷你該吃多少的最佳標準。回到最初的健康狀態，孩子會本能地進食，更重要的是本能地停下來。如果不是先天性容易肥胖，或家長追着餵飯，給予過多加工高熱量食物，孩子對食物是天然具有把控力的，這種把控力是對身體自然需求的感知。恰到好處的能量和營養，既不需要我們拿出秤計算吃了多少克蛋白質，也不需要我們擔心沒有吃夠主食，我們天生懂得如何吃得剛剛好。

可是，這個本能被各種因素打破，其中最大的因素是加工食品出現，打破了我們對食物天然的控制力。加工食品的口味讓我們停不下來，而它們畸形的能量或營養素比值讓我們即使飽了就停，依然有可能吃下去太多熱量和太少營養素。這也是現代人的營養問題所在——熱量過多與營養不良並存。此外，加工食品大多缺乏膳食纖維，導致加工食品的飽腹感普遍不強，破壞「能量—營養—飽腹感」微妙的平衡，造成很多飲食問題。這也是著名的「原始人飲食法」的初衷——拒絕所有加工食品，回到原始的狀態。

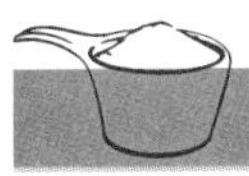

進食優質食材及飲食順序

「原始人飲食法」的設想可能很美好，卻顯然不現實，也不符合現代人的生活環境。畢竟加工食品就在眼前，強行要求某方面回歸數百萬年前，並不一定能獲得數百萬年前的好處，反而有可能剝奪現代生活中獨有的愉悅。我提倡的「567 飽腹法」最令人開心的是對食物的種類沒有任何限制。如果喜愛朱古力、洋葱圈、煎餅果子、春卷……沒關係，把它們加進來，但要記住兩點——控制所有食材的質量，總體質量不能下降，所以需要利用更優質的食材來平衡；其次，5、6、7 這三個數字的意義和順序才是真正掌握平衡飲食，調節飲食順序，對抗餐後血糖波動的核心（見圖 11-1）。

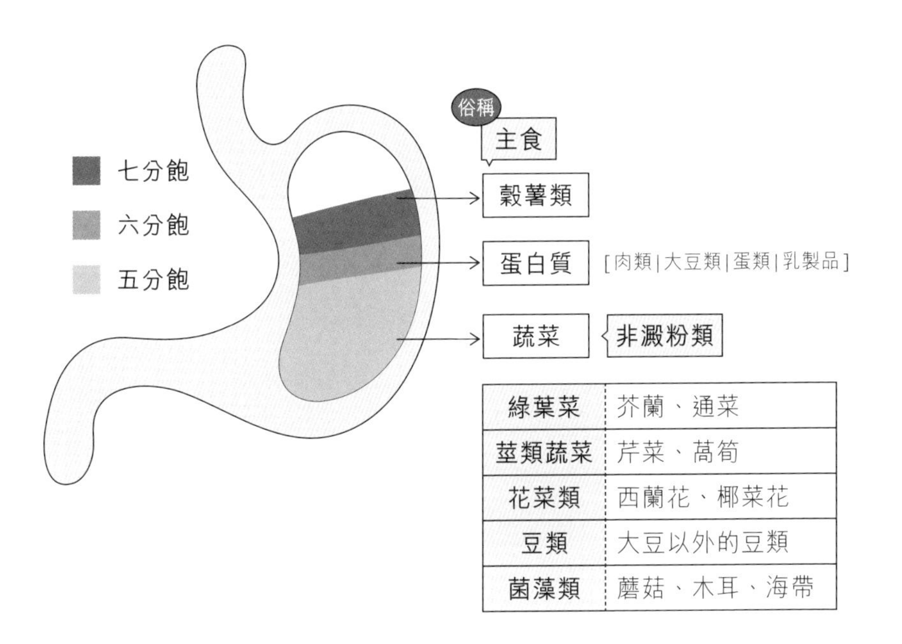

圖 11-1　「567 飽腹法」解析

- **達到 5 分飽全蔬菜**

「567 飽腹法」當中的「5」是甚麼意思？就是 5 分飽。

這 5 分飽需要全部由非澱粉類的蔬菜組成，如綠葉菜（芥蘭、通菜）、莖類蔬菜（芹菜、萵筍）、花菜類（西蘭花、椰菜花）、豆類（大豆以外的雜豆類）、菌藻類（蘑菇、木耳、海帶）。除了薯芋類這種主食植物，其他的都算蔬菜。我們需要開放思想，蔬菜類不是只有菜葉子而已。吃蔬菜達到 5 分飽絕對不是難事，我給大家提供一份我的 5 分飽全蔬菜宴：

- 生菜、青瓜、車厘茄、水蘿蔔（紅皮蘿蔔）、鷹嘴豆沙律
- 紅燒冬瓜
- 清炒油麥菜
- 蘑菇炒筍片

- **達到 6 分飽的蛋白質**

「6」是在吃 5 分飽的基礎上，繼續補充身體需要的重要營養素——蛋白質。以蛋白質為主的食物包括所有肉類（禽肉、畜肉、魚類、海鮮）、大豆製品、蛋類及乳製品（中國人比較少作為正餐）。以下是一份吃了蔬菜後能讓我達到 6 分飽的蛋白質宴：

- 雞髀一件
- 豆腐絲一碟

- **達到 7 分飽的穀薯類**

「7」就是大名鼎鼎的 7 分飽，也是呼應中國古老智慧「飲食有節」的絕佳實踐。在吃下豐富的蔬菜、美味的蛋白質食材後，用甚麼填補餘下的那一分呢？當然就是穀薯類，俗稱主食的食物。這可能與大多數膳食指南看上去有點不一樣，但其實完全不衝突。

這個吃法的好處是飽腹感因人而異而非固定的份量，所以食量大的人要達到 7 分飽自然會吃下更多各類食物，從而符合他們的身體需求；而胃口小的人則可以吃更加合理的份量，而不會出現「剛吃下膳食指南規定的蔬菜和穀物量後，突然發現根本吃不下任何肉」的情況，這是很多運動較少的嬌小女性常見的問題。因此，調整順序和衡量的方法其實尊重了每個人的具體情況，同時也呼應了膳食指南的推薦。

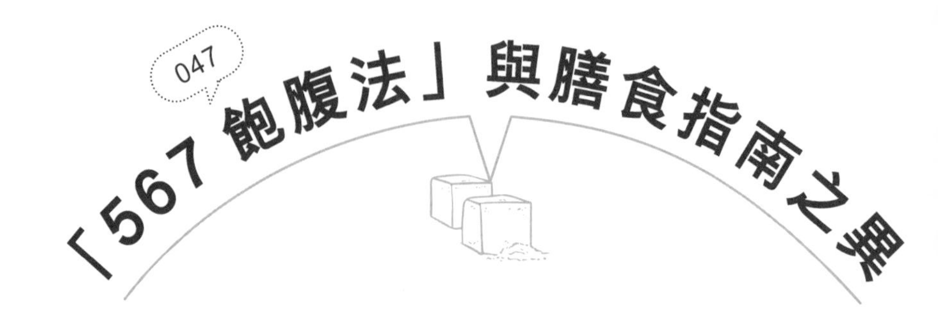

047「567 飽腹法」與膳食指南之異

我們了解一下中國居民平衡膳食參數（見表 11-1），底層是穀薯類。

表 11-1　中國居民平衡膳食參數

	食品類型	**克數**
頂層	油	25-30 克
	鹽	＜6 克
第四層	奶及奶製品	300 克
	大豆及堅果類	25-35 克
第三層	畜禽類	40-75 克
	水產品	40-75 克
	蛋類	40-50 克
第二層	蔬菜類	300-500 克
	水果類	200-350 克
第一層	穀薯類	250-400 克

* 每天步行 6,000 步，喝水 1,500-1,700 毫升。
數據來源：《中國居民平衡膳食寶塔（2016）》

我們要注意以下兩個很重要的點：

1.《中國居民平衡膳食寶塔》並沒有規定進食順序，所以不是必須從第一層往頂層吃，「567 飽腹法」與此並無衝突。這個方法的進食順序是參考流行病學對糖尿病者進食順序，與餐後血糖波動的影響研究而得出。先吃蔬果、豆類，中間穿插蛋白質豐富的肉蛋類，最後再吃富含澱粉的穀薯類——GI 最高的食物，這樣的飲食順序是對餐後血糖水平最有利的方法。當然，這個順序並不是固定的，不是説番茄炒蛋就一定要先吃番茄，再吃雞蛋。而是我們優先吃以蔬菜和豆類為主的菜式。

在吃蔬菜和豆類期間可伴着少量蛋白質類食物和穀薯類食物，但必須克服一個問題——不要認為只有白米飯和麵食才是主食，要建立「雜豆也是主食」這個非常重要的想法。先用蔬菜充饑不等於不吃主食，只是先不吃穀薯類食物，所以「567 飽腹法」倡導的實際上是用蔬菜和豆類主食填一半肚子。

2. 將穀薯類主食放在最後吃，如已經飽了甚至可以不吃。這樣真的能達到營養均衡嗎？要明白這一點，就要明白《中國居民膳食指南》是怎麼設計出來。這個指南的根據是一個標準人的能量需求，大約在 2,000 千卡（根據推薦量下限大約是 1,800 千卡，上限是 2,300 千卡左右）。雖然不同體重、年齡和運動量的人對能量的需求確實跨度可能很大，1,600-2,600 千卡都很常見，但是絕大多數成年人對微量營養素的需求是比較接近的。為甚麼其他國家的膳食指南（見 P.255 圖 11-2）強調蔬菜和水果的攝入必須充足？這是因為太多的證據表明吃蔬果的量是與慢性病風險呈現明顯的負相關關係。

無論你是每天只需要攝入 1,600 千卡的嬌小女性，還是每天在健身房揮汗如雨，或從事重體力活動需要攝入 2,400 千卡才能平衡的壯漢，蔬菜和水果需求量的下限都是類似的，不能因為吃得少而先減少蔬果的量。那該減少甚麼呢？當然是能量含量最高而營養密度偏低的澱粉類穀物，尤其是精製穀物——白米飯、麵食，這由於全穀物與蔬菜和豆類不一樣，全穀物的主要營養成分是維他命 B_1、B_2、煙酸、鋅和鎂、鐵和鈣（含量並不特別豐富），這些營養素都可從蔬菜和豆類攝取回來，所以「567 飽腹法」倡導把蔬菜和豆類當成飽腹的主力，改變過去因經濟因素和固有觀點形成的「必須吃米飯才飽腹」的思想。

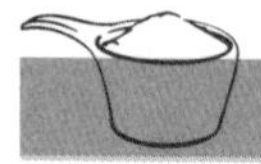

多攝取蔬菜及豆類為主食

能量需求高達 2,400 千卡的壯漢或運動員，則需要吃更多蔬菜和豆類才達到 5 分飽。能量需求高並不代表往身體裏堆熱量就夠，否則只需多喝糖水就行了。我們代謝任何能量，都需要相應的微量營養素配合，尤其是水溶性維他命這類身體不會儲存的物質，就更需要我們在多吃、多耗能的情況下，增加攝入量。所以相比嬌小女生，壯漢的一頓飯絕對不是多吃兩碗米飯能解決，而是相等比例地增加蔬菜、豆類、蛋白質之後，最後的 1 分飽採用主食填滿，這是擴大份量的「567 飽腹法」。

需求能量多並不等於可以無限制吃到撐為止，「飲食有節」對於任何人都是更明智的選擇。如果這樣還不夠的話，高能量需求的人完全可以選擇以加餐的形式獲取更多的熱量。而加餐則可以選擇堅果類營養素相對均衡的食物，或再來一輪「567飽腹法」，如一碗搭配均衡的蔬菜薏米雞肉沙律，又或佔了一半份量蔬菜的雞蛋麵。

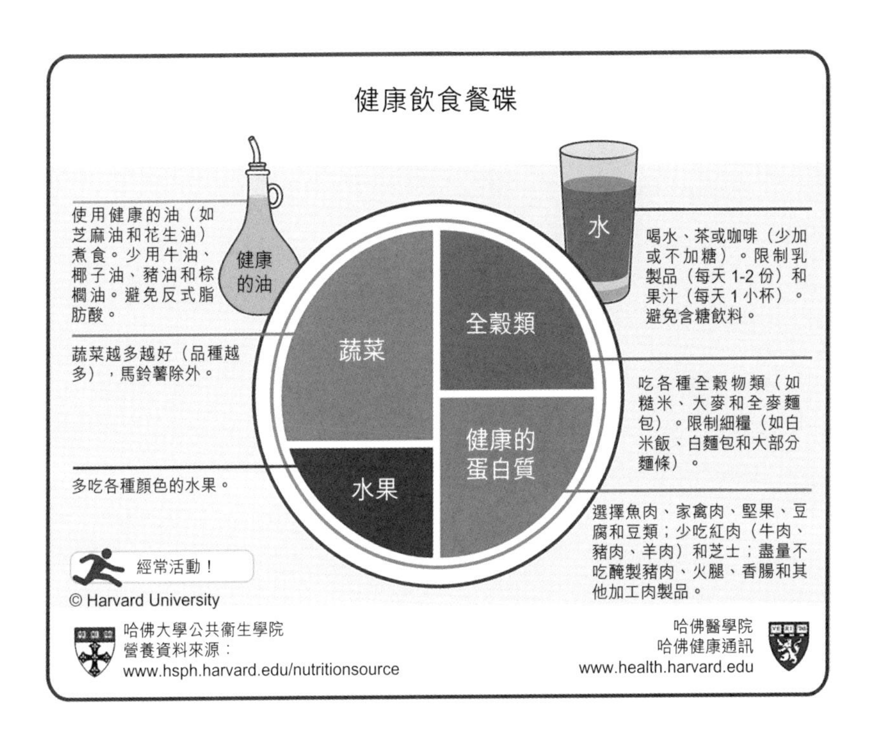

圖 11-2 哈佛大學公共衛生學院的健康通訊

第 12 章

戒糖，其他
鮮為人知的好處

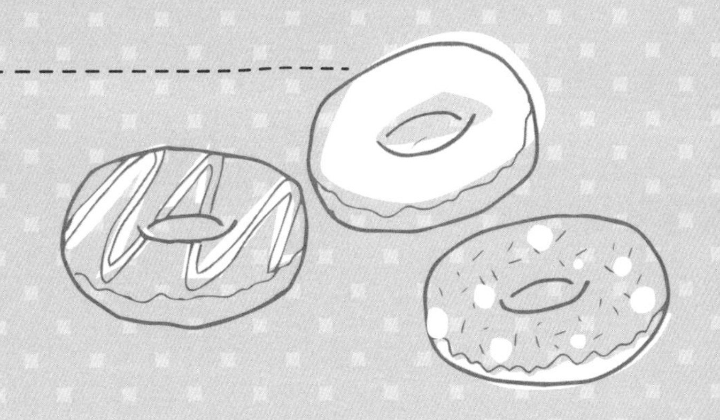

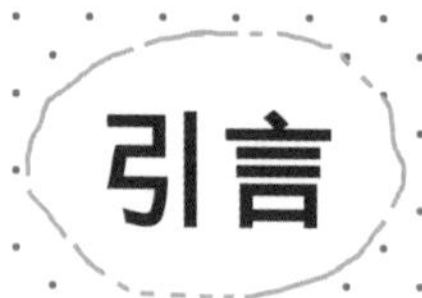

引言

與其説是戒糖，不如説是提升每種食物的質量。本書提出的重點是，與其斬釘截鐵地「戒」和「壓抑」，不如提高我們對高質量食物的選擇力，健康飲食的字典裏可能沒有「戒」這個字。

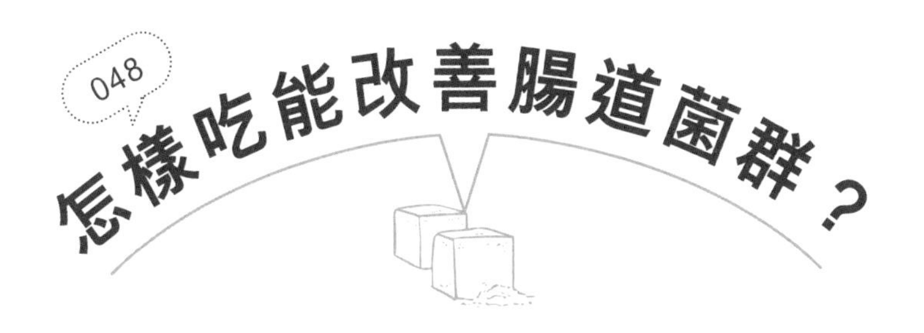

怎樣吃能改善腸道菌群？

本書的主題是戒糖，但對於糖和快速消化碳水化合物，我一直強調我們需要的是「飲食有節」的態度，不是不可以吃，而是要用心吃，不要讓糖和快速消化澱粉成為身體的負擔，這是與大部分對糖沒上癮者的告誡。對於那些對甜食欲罷不能，或過度依賴大量澱粉類食物的人，用「戒」可能是更準確的説辭，因他們的飲食很可能已與不合理的飲食理念結合一起，而味覺和大腦也與這類食物產生了連接。本書從知識和技巧上教會大家如何打破這種連接，從「戒糖」走向「吃糖有節」，這種節制對身體的影響，不只是熱量和代謝這麼簡單。

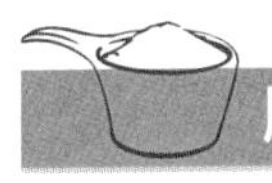

腸道菌群對人體的作用

戒糖的好處，其實遠不止之前提到的抗糖化、抗衰老、抗代謝病和控制體重。其中一個重要的原因是它會影響我們的「第二大腦」——腸道微生物菌群。

首先，微生物無處不在，而且它們的多樣性和活躍度往往遠超我們人類本身。在我們的身體中，消化道也是一個全面帶菌的通道，從口腔到直腸充滿平衡又相對穩定的細菌。細菌愉快地與人類生活一起，吃着我們的食物，感受着我們體內千絲萬縷的變化，當然也調控着我們的腸道健康，甚至掌控着我們部分情緒。

腸道菌群就是這樣特殊的存在，從我們出生起就寄居在我們的大腸中。它們的作用非同小可，在腸道中完善地填補不完美的腸道屏障。一來防止有害菌群從腸道上皮溜進血管，從而導致炎症——很多細菌性感冒和腸炎都由細菌入侵引起；二來完整的腸道壁確保大分子食物殘渣不會溜進去，保護我們免受過敏反應困擾。如今越來越多人有腸易激綜合症 (IBS)，腸道吸收功能弱，例如便秘、腹瀉，還有很多人莫名其妙地過敏，這其實都與腸道菌群失調有一定關係。

腸道菌群除了物理上在大腸築起城牆外，也是消化膳食纖維（具體來説算是發酵）和短鏈脂肪酸的能手。這個過程不僅是餵養腸道有益菌的過程（膳食纖維被稱為益生元），同時也是細菌產生有益代謝物的重要過程。代謝物這名稱聽上去不太美妙，但説到具體的名字，可就是大名鼎鼎的維他命 B、維他命 K 這類必需維他命。我們的身體並不是一個簡單的「來料加工」機，不是給了足夠的維他命和礦物質補充劑，就能產出健康的身體和良好的心情。而腸道細菌這一關，還掌控着很多我們不知道的營養素和代謝能力。

如果腸道菌群不給力量，多吃點維他命多少能彌補一點，但是説到代謝能力這種身體本身的功能，就不是多吃或少吃甚麼東西能輕易彌補。

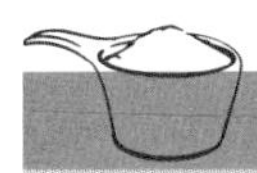

高血糖破壞腸道菌群防護屏障

腸道中寄居的有益細菌可說是腸道的防護屏障，不僅擋住了有害的細菌，也擋住了不該進入血液的各種大分子。既然是屏障，它們能被破壞和瓦解，而高血糖的糖化和氧化作用正是破壞屏障的因素。葡萄糖是在腸上皮細胞被吸收入血液的，這裏相當於一個集中的入口。當我們的食物含有太多快速消化碳水化合物時，食物在進入小腸後，快速轉化成能直接被上皮細胞吸收的葡萄糖。相反，若被膳食纖維包裹的碳水化合物，可能只有一部分來得及在食物糜經過小腸時釋放到血液裏，其餘的會進入大腸被發酵，那就是另一回事了。

所以碳水化合物的質量在很大程度上取決於我們對它的消化速度究竟有多快。太快被吸收進入血液的葡萄糖會名正言順地升高血糖，而腸道長期接收大量的葡萄糖，上皮細胞表觀基因組（* 編者按）接收後重新編碼葡萄糖的運輸通道，為迎合高糖、高澱粉的飲食多開了很多葡萄糖通道。可想而知，愈多吃糖，我們的身體愈能吃糖，繼續吃糖會導致血糖更快速地升高，因葡萄糖通道增多了。這個循環的終點大概就是胰島素抵抗及各種慢性病（絕不只是糖尿病這麼簡單）的出現。

* 編者按：表觀基因（Epigenome）記錄生物體的 DNA 和組蛋白的一系列化學變化。

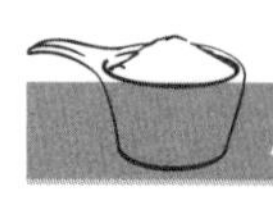

腸道菌群的物理屏蔽作用

腸道菌群是腸道壁的好夥伴，腸道壁本身並不像皮膚的鱗狀上皮那麼緊密，而是充滿了一個個的空隙，這個空隙確實方便食物中已被消化液成的小分子營養物質直接通過上皮細胞進入血液，提高吸收速度和效率。但問題是，有害的物質也會藉這個機會進入血液，造成炎症、過敏甚至感染。

其中腸漏綜合症是因為腸道壁不完整，有害物質穿過腸道的上皮屏障而長驅直入，結果就是與各種意想不到的症狀和疾病扯上關係，如食物過敏引發的蕁麻疹、食物不耐受、莫名的腹瀉、自身免疫性疾病、慢性疲勞等難以找出原因的病症，所以腸道菌群的物理屏障作用是我們保持健康必須注意的。

糖與這個屏障關係重大，機理上並不是糖漏進去，而是血液中的高血糖藉由糖化反應來破壞這個屏障，改變上皮細胞的基因，讓它們更加疏鬆，進而導致以上各種因腸漏而出現的毛病。

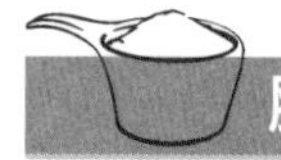

腸道菌群的記憶效應

腸道菌群的記憶效應很有意思也很常見。我們常說，減肥一時很容易，但要長期維持卻非常難，就是這個道理。很多人經過一陣子劇烈運動及節食，往往有不少人會在未來的長期生活中或多或少回復發胖；從小已是小胖子的，成年後其機會率比一直體重正常的人更容易變胖；又或很多人長期節食，但體重基本上維持在一個狀態。這都表示人體並不是一台來料加工機器的最好例子，因腸道菌群掌控的權力實在超乎我們想像。

腸道菌群不僅在易胖體質的人和易瘦體質的人體內生態迥異，而且具有長期記憶和穩定性。所以作為營養師，我長期宣傳一個理念——最好的減肥狀態是每天控制體重，而不是狂吃後又拼命節食。腸道菌群會記錄你每一口暴食後的損傷，喜歡吃膳食纖維的益生菌或「瘦體菌」會因食物不足而離開，剩下喜歡吃糖和吃麵包的「胖體菌」瘋狂生長和繁衍，它們一代一代地增殖，記錄體內累積的脂肪、超重、胰島素抵抗的所有趨勢。當你狠下心節食時，體現在體重磅上的只會是簡單的數字，而大數量的菌群並不是節食幾個月就能輕鬆完成遷徙。

你並不是因為幾個星期的胡亂吃喝而突然變胖，想瘦也不要指望短期能帶來真正健康的變化。瘦不下來的深層原因是你並沒有修復腸道菌群平衡，也沒有採用更優質的營養和補充劑滋養它們，所以腸道菌群不僅不會恢復到該有的平衡狀態，還會記住你代謝受損時的模式，加上可能進一步受到簡單粗暴節食的傷害，最終讓你出現一系列不舒服的症狀，所以很多人在超重後的節食過程會出現情緒低落、疲勞乏力、便秘、腸易激等症狀，甚至比超重時出現更多毛病。

記住，我們的健康並不是單純地受我們的認知支配，因此要尊重身體裏各要員，尤其是腸道細菌。

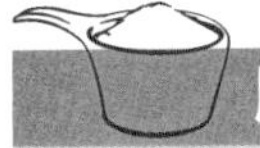

腸道菌群對代謝的調控作用

更深一層的解釋是，腸道菌群的活動可以影響細胞基因表達的水平。簡而言之，人體消化細胞分泌出來的酶（蛋白質）有多少，受着腸道菌群平衡與否的影響。科學家早就發現腸道菌群失調的小鼠產生的次級膽汁酸減少，而次級膽汁酸與體內的糖和脂肪這兩大主要供能物質的代謝有非常大的關係。腸道菌群失調的人與菌群平衡的人吃了同樣多的熱量，前者卻更容易產生高血糖的問題，因為他們的血糖不容易被快速代謝掉。長此以往，他們不僅更容易堆積腰腹脂肪（脂肪也不容易轉運到血液），繼而增加胰島素抵抗的風險，而且過高的血糖又會加重腸道壁的不完整，再次破壞腸道菌群，這是一個惡性循環。要打破這個惡性循環，平衡飲食是首要的條件，其次還可能需要進一步服用輔助腸道菌群恢復的補充劑，而減少快速消化碳水化合物必然是平衡飲食的重點。

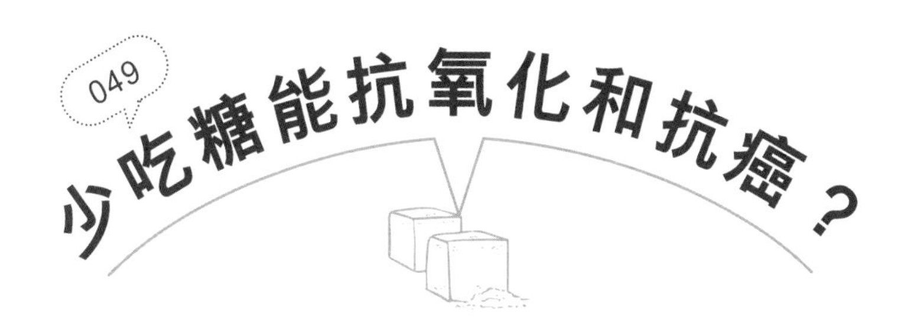

糖化和氧化往往不分家，這也是人體複雜性之一——某種東西過量和不平衡，帶來的是對全身的負面作用，而不只是該物質本身的代謝異常。

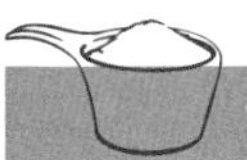

葡萄糖對身體的糖化損傷

病理學家在研究動脈粥樣硬化這種複雜疾病的發生機制時發現，血液中的葡萄糖不僅會糖化血紅素，還會與血液裏其他蛋白質結合，如低密度脂蛋白（LDL）——也經常被稱作「壞的膽固醇」。當葡萄糖與它發生聯結後，就形成了「壞的糖化 LDL」，而這種被糖化的 LDL 更壞，因為穿上了葡萄糖的盔甲，清除血液裏 LDL 的受體不再認識它們。它們被大量滯留在血管裏，於是巨噬細胞、泡沫細胞、血小板等來對抗這些糖化產物。這時，一種叫自由基的武器就被利用了，它們對周圍的環境進行破壞，最後各種殘留物聚集一起，形成所謂的血栓。當血栓長期失去管理並越來越大，最終的結局可能是一次致命的中風。

醫療專家和營養學家認為心血管疾病是一種生活習慣的負面效應，是長期飲食和心理活動造成的大毛病。在研究動脈粥樣硬化的過程中，科學家也發現了「糖化氧化反應」這個複合反應。這個反應聚集了糖化和氧化兩個非常具刺激性的過程，也是殺傷我們機體中蛋白質的利器——包括皮膚中長期用來充當骨架的膠原蛋白和彈性蛋白。因此可以進一步理解為，真正讓皮膚衰老、心腦血管堵塞的並不只是被糖化了的蛋白質，氧化會進一步在蛋白質被糖化的基礎上，徹底把糖化的蛋白扭曲，導致積累不可逆的損傷產物，導致衰老和疾病發生。

讀到這裏，大家應該明白為甚麼平衡飲食講究的是不過量又豐富的飲食，如少吃快速消化碳水化合物；多吃新鮮蔬菜、水果和全穀物。只有這樣才能綜合對抗氧化和糖化的雙重攻擊，只降低某種營養素（如生酮飲食法）不僅在原理上行不通，而且就觀察來看效果甚微，還扭曲了胃口，長期來説不是個明智的做法。

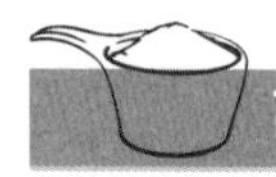

高血糖是癌細胞的寵兒

另一個保持血糖穩定的好處與腫瘤的發展機制有一定關係。目前醫學界比較認可的腫瘤發展理論中，腫瘤細胞的代謝主要以耗能高但效率低的糖酵解（Glycolysis，把葡萄糖轉化成丙酮酸的代謝方式）進行。跟普通細胞相比，癌細胞消耗的葡萄糖多了 2-10 倍（與腫瘤本身類型和分化程度有關），可以認為最喜歡高血糖環境的就是癌細胞。在血糖不太富裕的情況下，癌細胞面臨的不只是糧食不足，更要與其他正常的體細胞競爭，還要應對各種免疫系統的攻擊和自身過度擴張的壓力，所以癌細胞在中低血糖環境下生存是一場硬仗。每個人體內都存在癌細胞，但真正成為腫瘤的並不多，因為癌細胞要成為佔上風的腫瘤細胞，是需要經過一番鬥爭。

對於愛吃大量快速消化碳水化合物的人來說，高升的血糖成了癌細胞最喜歡的。在含有豐富葡萄糖的血液裏，普通細胞早就不需要那麼多能量，不會繼續吸收葡萄糖，反而有可能關閉葡萄糖的通道，產生類似於胰島素抵抗的機制。這樣不就白白便宜了癌細胞嗎？癌細胞採用的燒能量方式是極其大手筆的糖酵解，可能燃燒掉普通細胞需要的5倍葡萄糖，卻只能產生同樣的能量。而且癌細胞幾乎能無限地增殖下去，需要的能量源源不斷。

知道這個事實後，大家就能理解患有II型糖尿病者中，無論男女罹患癌症的總風險都是提高的。畢竟患有II型糖尿病意味着身體裏的血糖更沒人管（胰島素本身不足和普通細胞的胰島素抵抗），引發體內的「破窗效應」——愈是混亂的血液環境愈被壞分子繼續破壞。癌細胞非常喜歡高血糖沒人管的血液，它們在這樣的環境中往往處於「大吃特吃」的狀態，繼續發展甚至轉移。當前非常流行的理論——「餓死癌細胞」，就是從血糖的角度來分析。我在這裏不具體討論這個理論及其應用，因為癌細胞的代謝非常複雜，並不是只有血糖一個影響因素，而且這個「餓」的過程也絕對不是單靠不吃任何碳水化合物甚至斷食等方法達成，遇到此類問題時必須謹慎諮詢專業醫生的意見。

無論如何，高血糖與癌症高度發生的關聯已被證實。為了體內癌細胞可更少、更慢地發展，一定要嚴格控制游離糖和快速消化碳水化合物對血糖的影響。已罹患癌症的病人也要有充足的信心，相信即使身體已經失衡，只要通過均衡飲食，正念而專注的心態，加上適度運動，能讓身體最大限度地恢復到平衡狀態，而穩定的血糖水平是這類患者最需要守護的平衡點。

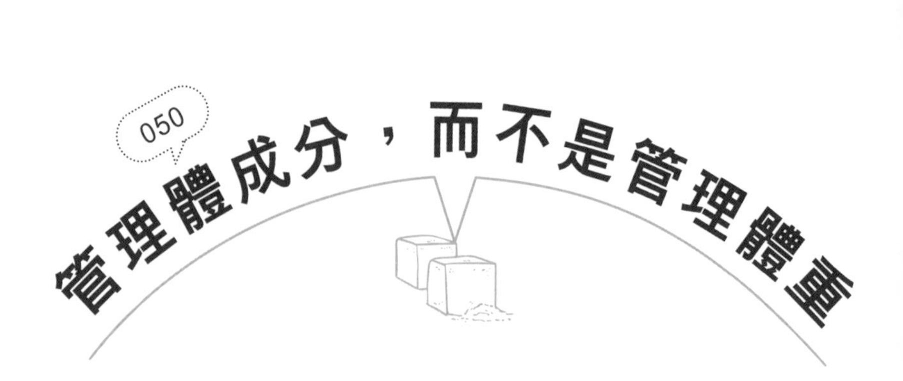

雖然戒糖和減少攝入快速消化碳水化合物最直接的好處是有助減重，但我想說的是，對於亞洲人來說，減少體重本身就不是一個很合理的目的。不知道讀者有沒有這樣一個疑問，為甚麼全世界超重和肥胖率較高的地方，幾乎都是白種人國家，如美國有高達 70% 超重率（超重是指 BMI>25；肥胖是 BMI>30）；加拿大、澳洲、新西蘭也分別有高達 60% 超重率。在絕大多數非白種人國家（如亞洲國家），普遍超重率為 30% 甚至更低。這難道真的只是飲食習慣引起的嗎？

顯然沒有那麼簡單，移民流行病學進一步發現，在體重超重的問題上，非白種人即使從小在白種人為主的國家長大，飲食和生活習慣已變成居住地模式，他們的超重率也依然沒那麼高，這證明飲食僅僅是超重率高的一個因素，而基因本身很可能起了另外的作用。

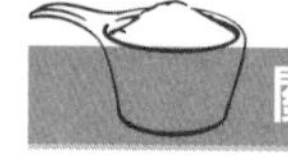

關注「體成分」管理

這個觀察在我自己的學習和工作經歷中被進一步證實。我有兩年留學及六年在澳洲海外工作的經歷，在食品科學研究生的營養課上，全班 60 個同學曾互相測量肱三頭肌下（上臂內側）皮脂的厚度，這是日常估算體脂率的一個比較實用的辦法。全班大約有一半的同學是白種人，另一半則來自亞洲各國，雖然人數不算多（樣本量有點小），但通過統計軟件可以看出白種人同學的平均 BMI 比亞洲同學高一點，而他們的體脂竟然比亞洲同學要低！這個發現就更加證實亞洲人的基因確實與白種人不一樣，白種人雖然更重，但主要是因為肌肉和脂肪多；而亞洲人的增重更傾向於體脂的大幅度上升，脂肪的密度比肌肉小，所以很多亞洲人的體重數字變化沒那麼大，但體脂率卻顯著升高，甚至最糟糕的是內臟脂肪率升高。

這與慢性病風險的增加有着密切的關係，也難怪在中國的超重人群中，患有 II 型糖尿病的比例比美國超重人群高很多——2013 年，中國是 15.4% VS 美國 9.6% [①②]。這就驗證了一個事實——對中國人（亞洲人）來説，增重不是最大的問題，而是我們增加的大部分都是脂肪，甚至是內臟脂肪。這也側面證實了中國人在增重過程中，發生胰島素抵抗的風險尤其大。

我在海外懷孕、生孩子的經歷也再次證實這點。當時，我的婦產科醫生要求我在孕期做 3 次糖耐量測試，她説如果是白種人的

---

① Wang LM, Gao P, Zhang M, et al., *Prevalence and ethnic pattern of diabetes and prediabetes in China in 2013* [J]. JAMA, 2017, 317(24): 2515-2523. DOI:10.1001/jama.2017.7596.

② Yisahak S. F., Beagley J., Hambleton I. R., Narayan K. V., *Diabetes in North America and the Caribbean: an update. Diabetes research and clinical practice*, 2014, 103(2): 223-230.

話，只需要合格一次就夠了。原因是她在過去十多年的產前檢查中發現，很多亞洲孕婦都有妊娠糖尿病問題，哪怕她們當中很多人並沒有超重問題；相反，白種人孕婦則較少有這類問題。我在3次糖耐量測試都合格後，她才確認我的確沒有妊娠糖尿病。這次經歷給我一個重要的健康提示——即自身的基因很可能讓我更容易患上糖尿病，因此我開始把長期對體重的管理轉變成對「體成分」的管理，開始關注我的體脂率、肌肉率和內臟脂肪率（用醫療機構提供的體成分分析儀器可以得到近似數據）。於是一個重大的轉變在我身上出現，我的體重在成年後一直非常穩定（身高168厘米，體重51公斤左右），以前也會不時因度假後體重增長到53公斤而鬱悶，通過一段時間的低碳水化合物高蛋白飲食後，讓體重降回51公斤左右。這個過程看似很合理，飲食也基本保持平衡狀態，但我心裏糾結和在意點卻不在於此。

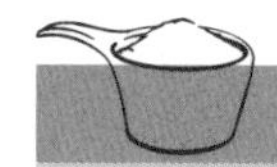

獲取正面心態轉變

經過一系列提示後，我豁然開朗——原來真正的健康難處在於控制身體成分，就是控制血糖波動引發的胰島素抵抗。生完孩子之後，我對飲食徹底沒有了那種「體重上升與否」的患得患失心態，而是變成了清楚考慮「每一口如何影響血糖」。這看似很小的心態轉變，帶來的卻是翻天覆地的變化。從前我吃東西會計算卡路里，擔心總量超標，不喝甜飲料完全是因為空熱量，而這樣看似沒毛病的想法其實嚴重地束縛着我對食物的選擇，也給我一種壓抑的感覺。但明白體成分才是我要追求的目標後，我的想法基本變成了：我需要多吃蔬菜，因為它們能最大限度地減少血糖波動；水果最好和堅果混合吃，減少其中糖分對血糖的影響；偶爾吃即食麵時，也要放整個番茄和很多綠葉菜來平衡，提高各類營養素的質和量。

大家看到這兩種心態的不同嗎？雖然 BMI 同樣低於 18.5，但我的肌肉率不低於標準，體脂率大約保持在 20%，然而背後的思路和心情完全不一樣。在關注體重這個數字的時候，更多的是對結果的關注和擔憂，所以很多時候忽略了營養對身體的實際影響；但轉變觀念之後，我的關注點變成了血糖升高與否，以及它對身體健康的一系列影響。結果是，我會吃更多對身體有益的食物並為此感到開心，而不是關注食物熱量和體重之間的簡單聯繫。這樣微妙的「飲食觀」變化改變的不只是我對吃的情緒，更是我在食物選擇上的優先程度和真正發自內心的節制感——吃太多快速消化碳水化合物會在血液裏以血糖的形式讓身體老化和衰退，而不單純是因為熱量。這種形象而豐富的聯繫就比單純的減重讓我更有動力，而且給我的是正面反饋——我吃了很多有利於血糖代謝的食物，我今天的蔬菜肯定吃夠了，我今天吃的穀物質量很高，不僅吃飽了，而且數量也非常理想！

這是我推薦「567 飽腹法」最初的動力，也是我希望推薦給大家的理想健康狀態——與食物共同在生命中進化。

第 13 章

正念飲食：讓你吃得幸福的科學

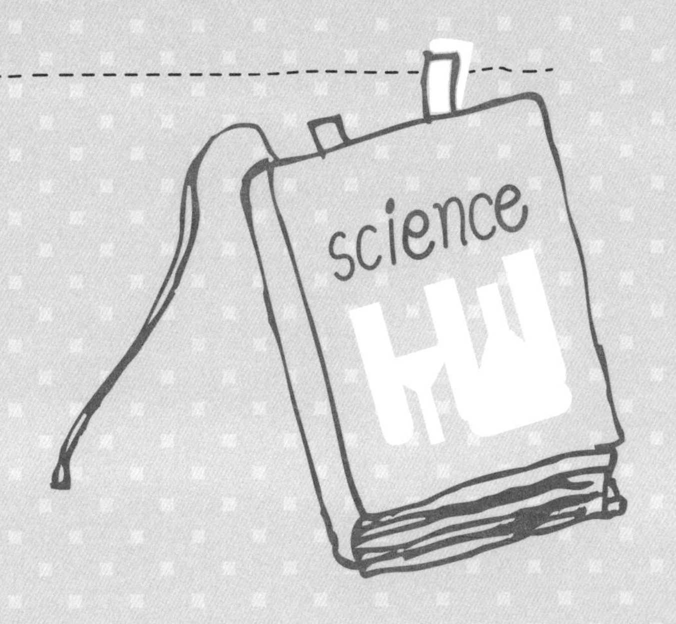

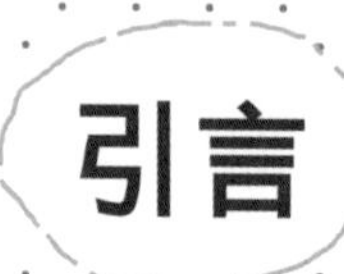

引言

好好吃飯並不意味着幸福，但是幸福的生活會給每頓飯帶來不一樣的滋味。正念是人從佛教中得到的一種「活在當下」的感悟。人對幸福的渴望都是一樣，那麼何不從最小的事情開始實踐，讓一蔬一飯為我們獲得更年輕的身體、更可持續的美、更長壽的愛，以及更澄澈的心。

正念飲食不是單純的「飲食專注」或「在意吃飯」，而是一種與身體和大腦和諧共處的有覺察的狀態。飲食是一種連接食物與身體的過程——用能量連接我們的生存需求，用營養素連接我們發展與修復的需求。選擇食物完全是一種生存的智慧，你選擇甚麼食物去滋養身體，就在每個當下兑現這種選擇，並接受這個結果，這才是真正的「正念飲食」。

051 戒糖的終極動力來源

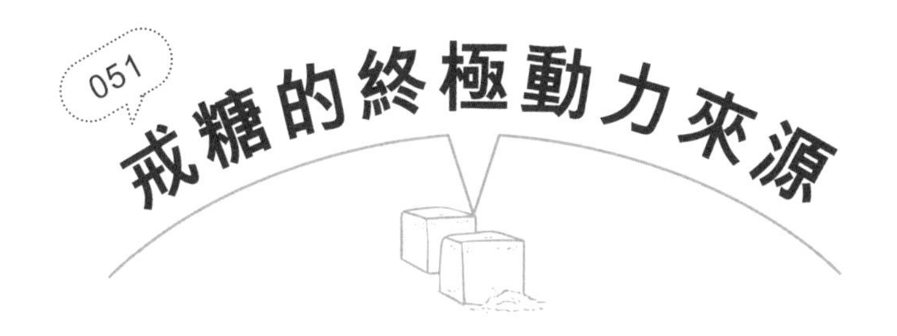

引言中提到希望大家保持正念而專注的心態，接下來我們繼續探討在戒糖的過程中，如何利用這種心態幫助我們面對低糖、低澱粉的飲食。

談及科學背景和各種生活中的實用技巧後，大家應該明白戒糖飲食的兩個核心組成——知識與技巧。我們需要借用心理學的力量支持一下營養學——飲食從來不是一個單純的能量輸入的過程，還混雜了我們對食物的熱愛與矛盾的情緒，也帶着對味覺和嗅覺的滿足，更帶着營養素對血液和細胞的滋養。就像運動不是簡單的能量消耗，也附帶着對心肺的挑戰、氧化加劇以及對骨骼肌的微小撕裂和重建。

人在眺望星辰的時候本能地會有一個想法——我們是如此渺小的存在，我們對宇宙的複雜程度的了解猶如大海中的一滴水，有時覺得對自己的存在非常了解，有時又覺得自己的周遭如此龐大且複雜。我們的身體也是如此複雜，關於我們吞下的一口食物在體內發生了甚麼，我們既可以簡化為食物變成熱量和營養素，剩下的排出體外，也可以複雜化為一場食物中的化學物質與細胞的共舞。其實，我們每一個選擇（包括食物、想法、做法）都是一場神經、細胞和體液的「化學舞蹈」，任何一個不同的舞步都會產生不同的視覺效果。

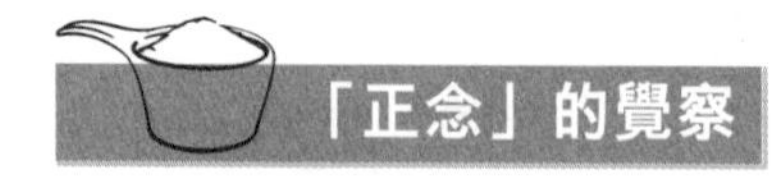

「正念」的覺察

我常常和諮詢者打一個比喻，如果說在東西方的宗教體系裏，在世所做的一切均被記錄在冊，會在某個時刻因為善行獲得福報，也會因惡行而遭受懲罰，那麼身體也正是這樣一個微觀的「善惡記錄體系」。當任何一個負面的想法（如羞愧、冷漠、憤怒、過大的壓力和驕傲）出現在大腦，其實神經開始支配血管收縮（情緒性高血壓來了），肌肉變得緊張，免疫力變得低下（因需要暫時壓抑疼痛和炎症）。在壓力和負面系統的調控下，對這些情緒和反應失去覺察，久而久之會覺得這是正常的反應，人生本該是喜憂參半的過程，中年罹患各類慢性病時就會覺得人老了就該如此接受宿命。

只是沒有想到的是，負面情緒並不是憑空產生，而是我們心中某些深層的需求沒有被滿足、被觸碰後的反應。它的產生讓血壓升高、免疫力下降，真實地傷害身體，只要我們選擇覺察、分析它，就能容易處理。失去對生命本身的覺察，才是一切失控的根源。所以「正念」是我們該有的狀態，而失控才是應該被糾正的，飲食也是一樣的道理。

這反映了人類的本能與經驗觀察下的共識——我們需要對自己的行為有所覺察。而這種覺察正是東西方共同認可的「正念」的由來。「正念」這個理念源於佛教的八正道，是一種修行的方法，用於讓人們提升認知的境界。我們可以看看「念」這個字的結構，由「今」及「心」組成，也就是說，「念」可解讀為——把心放在今天，活在當下。

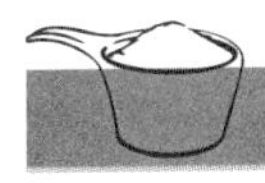

覺察身體的飲食需求

霍金博士在學習正念思想時，用西方人的「實用主義」把正念直接簡化成三個要點：有主動的意識、不帶任何評判、聚焦當下。正念不僅是種修行之道，放在日常生活中更是被心理學廣泛應用在減壓和處理各類複雜人際關係上。我們同樣可以把「正念」融入對戒糖飲食的指導之中。

結合具有實操性的戒糖方案，我來說說為甚麼正念飲食可以幫助我們真正擺脫糖與快速消化碳水化合物帶來不必要的身體壓力。

吃糖和快速消化碳水化合物的動機已說的很清楚，它通常源於我們對美味和能量的一種本能嚮往和意識無明的狀態，這個「癮」也源於對欲望失控的延續，而非人本該如此。那些充滿游離糖和快速消化碳水化合物的食物，一般是「甜、香、軟、糯」必佔其一的食物，代表着不費力可消化和快速供能的食物。正念的第一步，就是覺察兩個事實：這類食物的本質和在生活中充當的角色，以及我們吃下後的反應和情緒。

所有充滿游離糖和快速消化碳水化合物的食物所扮演的角色大概是零食，或是熱量需求非常高的人拿來補充能量缺口的美味食物，但對於大多數並不缺乏能量的人來說，這類食物最常在人又餓又饞嘴的情況下被當作解決欲望的東西，全部塞進嘴裏。像你把甜甜圈當作解饞的食物後，又想再來一杯甜奶茶助興？一旦失去對當下真實需要的覺察，我們就淪陷在味覺與情緒的愉悅之中。我們在饞嘴時，應覺察到身體真正的需求是來一點「娛樂性」食物，而不是用甜對味覺過度刺激，更不是因為缺能量而對食物有所需求。

如失去了覺察，最後的結果就是不理解身體的真實需求，然後用無明而負面的方式傷害身體。中國古老的智慧告訴我們，食而節、五情過度均能傷身。慢性病往往就是對失去覺察後錯誤應對的一種審判，判決的結果是必須忌口（如糖尿病、痛風）或克制情緒（如心腦血管疾病），失去覺察的代價是不是很像透支了後半生的食物和情緒？

所以覺察到身體的真實需求後，我們就做出真正有意義且正面的舉動來處理這種不可抗的反應（如外界施加的壓力，以及來自體內的欲望）。如果說人生的常態是不順心，那麼用覺察的心主動迎接它才是順應當下的做法，而不要企圖通過發洩來趕走這種常態，否則你的生活常態是負面情緒纏身。

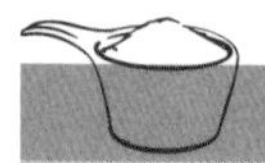

中立的思維令人活在當下

「不帶任何評判」則是更昇華的一個境界。很多時候，我們的確會停下來對當下的狀態進行有意的觀察，但很可惜，這種觀察往往帶着情緒的評價，而不是一種「中立的覺察」。當對食物的欲望襲來時，心中馬上對自己的欲望和需求進行批判——我都已經這麼胖了，腰臀、大腿已經這麼粗，還有甚麼臉去吃那碗麵？這隱藏的其實是一層又一層偽裝的負面情緒。歸根結底，這是對自我形象和對他人的莫名否定——腿粗與醜的關聯；吃麵與身材差的不合理聯繫，以及錯誤管理身材與人生的關係，折射了一個扭曲的價值觀。在現今高度商業化的社會，很多不合理的輿論都用這些方法刺激消費者最在意的點，博取大眾的關注，激發購買欲。

我們需要中立的覺察，而不是這種帶着情緒，哪怕是所謂的正面情緒，衝動地做某件看上去有益的事情。如聽說蔬菜、水果好，於是直接放棄肉類、主食類，改成只用蔬果飽腹，這樣會造成另一些營養不均衡的問題。最好的態度就是用中立的思維看待蔬果的好處，然後安排合適的量，吃夠量後再吃自己喜歡的東西填補剩下的胃口，其實活在當下就是這麼簡單。理性的中立加上感性的愉悅，才會有自由自在的心境，最後自然會有不期而遇的健康與美，這並不是甚麼運氣，而是正確對待生命的饋贈。

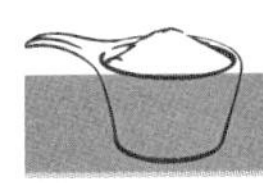

順應內心滿足當下的欲望

戒糖和戒掉快速消化碳水化合物要三點合一——專注 + 當下 + 不加評判。在購買食品和安排膳食時，我們要把注意力放在「控制游離糖和快速消化碳水化合物的攝入量」的主題上，當然背後的原理就是體重和代謝的健康。接着就是把注意力放在當下，當下就是不要為過去吃了多少、不該吃的而後悔，也不必擔心未來是不是要壓抑吃糖的欲望。你只需要觀察當下是不是真的很想吃那塊芝士蛋糕。如果你的答案是肯定的，其實你應該跟隨內心去吃，然後繼續觀察，只要沒有飲食障礙（如暴食症）或情緒障礙（抑鬱症），你是不太可能因為吃個不停而過量的。當我們真的想吃某種食物的時候，吃後一定會感到滿足和愉悅，而理智會讓我們知道過量了，該停下來，這就是專注當下並且聽從內心的過程。我時常這樣傾聽內心和身體的真實感受，在偶爾想吃一碗涼粉或一塊朱古力，知道是甚麼成分及會對身體產生怎樣的影響（純粹從生理的角度解讀）時，我會順應當下的欲望去吃，而在滿足了當下的欲望後，我自然不會想繼續吃更多這類食物，這並非壓抑而是一種本能。你愈是順應內心，你的內心愈懂得分寸；只有壓抑和過度放縱才會讓欲望爆發，而這兩種行為都來源於不恰當的人生觀。

聽從當下內心的聲音，無論你選擇是否吃，都不會後悔所做的選擇，這是所謂的不加評判的狀態。對於很多正在減重或想維持體重的人來說，他們聽從內心的選擇吃了之後也許會產生內疚的感覺。出現這種感覺又是甚麼原因呢？為甚麼聚焦當下還是會失控呢？這個問題更需要引申到一系列問題上——我們給自己定下的目標是否過於理想化？制訂的計劃是否過於死板？定下的規矩是否不夠人性化（如游離糖的設定量是 0）？請記住，專注於當下，聽從內心，你便不會犯錯。

我們在飲食中犯下的絕大多數錯誤，都是在無意識的情況下出現。那個時候，你的內心並沒讓你吃這麼多，很可能是社交壓力、朋友的示範效應，又或是飲食習慣及對食物本身的無知。我們只有真正做到格物致知及知己知彼，才能處理好與食物的關係，從而做到知行合一。

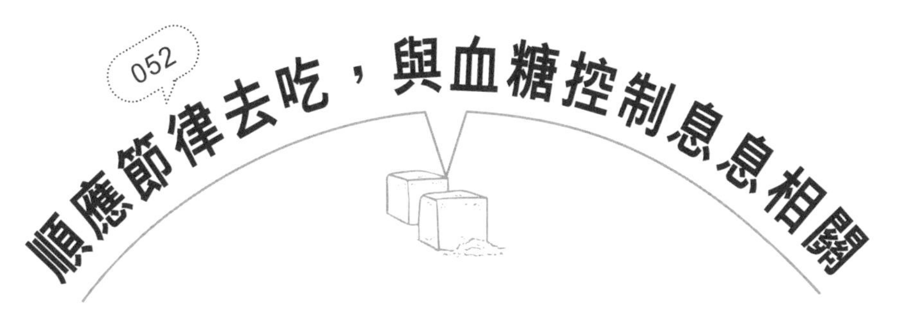

052 順應節律去吃，與血糖控制息息相關

如果說吃多少、怎麼吃會影響血糖很容易理解，那甚麼時候吃也會影響身體對糖的處理是甚麼原因？俗話說，「早上吃得好，中午吃得飽，晚上吃得少」，人的生理節律和飲食之間的關係正是我想分析的。雖然這句俗話並沒有經過嚴格的科學檢驗，更不是實驗室得出的數據結果，但它源於一種對生活和人體規律的長期觀察。正如二十四節氣，這是人類對自我認識直接、真實的結果。

早午晚三餐的飲食節律

事實上，越來越多的科學實驗逐漸證實這句俗語的正確性，即內分泌系統有明顯的晝夜節律，而這個節律正是顯著影響我們對三餐血糖反應的無形力量。我們長久以來的親身體會和觀察讓我們有了一定認知，早餐質量對全日充沛精力意義非常大，尤其對於腦力活動者來說，早餐基本上決定整個上午工作和學習的效率。午餐不僅要補充上午消耗掉的能量和消除飢餓感，還要負擔下午 4-6 小時的活動，尤其下午非常容易困倦的問題，所以吃得飽（並不是吃得撐和多）就顯得非常重要，而且可以非常有效地減少晚餐的過量進食問題。「晚餐吃得少」，幾乎是全世界公認的好習慣，卻也是大家最難執行的，畢竟晚餐才是時間最寬裕的一頓。要提倡晚餐吃得少（七分飽最佳），是因為晚餐也是唯一承接睡眠時間的一餐，在晚餐後 4 個小時內，我們基本上要進入能量消耗最低的長時間活動——睡眠。身體激素、器官會在睡眠前做好準備，開始下調各種活動強度和功能來迎接修復身體的夜晚。消化系統和內分泌系統也是這樣，在晚餐時吃得過飽和吃太多快速消化碳水化合物，直接衝擊已經很想休息的腸胃和胰腺，最後的結果是它們不僅對食物和血糖處理不力，而且還很容易受到傷害。

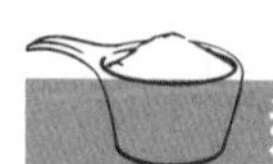

適合個人生物鐘的控糖法

因此要對血糖進行系統的控制，就要在總體熱量固定的前提下，讓早餐質量和熱量變得更高，晚餐的熱量相對降低。我們可以早上食用含有高碳水化合物的飲食，晚餐則以蔬菜、雜豆和富含蛋白質的食物為主。這樣的飲食方式，已經被一些流行病學的隨機對照試驗證明對糖尿病者控制餐後血糖有更好的效果。不吃早餐的後果也遠比想像的嚴重，它會加重 II 型糖尿病患者在午餐和晚餐後的血糖升高幅度，原理很可能是根據身體節律早上對營養和能量的代謝明顯強於晚上。因此在身體代謝最旺盛的時間沒有進食，而是把所有能量堆積到代謝開始減弱的時候，就會損傷身體的運行機制，造成控糖不力的狀況，這個問題在患有 II 型糖尿病的人身上尤為嚴重。我建議大家進行輕斷食時，找到自己的生物鐘，再選擇哪段時間保持空腹，而不是生搬硬套本書的推薦。

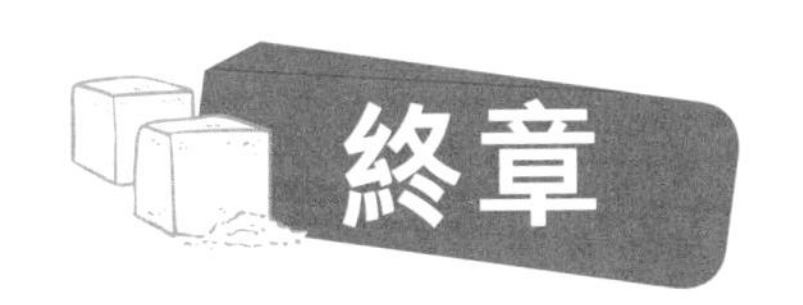

戒糖給你自由

誠然，克制能給我們自由，因為我們能從克制欲望中獲得更大、更有長遠意義的力量。但是，終極的自由必然不是從克制中獲得，那是因為克制本身就是一種不自由。

真正的自由從哪裏來？從對當下生活無條件的信任而來。你不擔憂未來，便沒有焦慮；你不後悔過往，便沒有憂愁。健康的飲食是從認真對待每一口食物做起，多喝一罐甜飲料不會馬上讓你變胖，但是你需要知道它會給你的身體帶來甚麼變化——高漲的血糖水平、加速代謝的細胞、胰島素的分泌、脂肪的儲存傾向。當你想到這一切，或許就不會想着再來一塊蛋糕，這才是真正的戒糖。

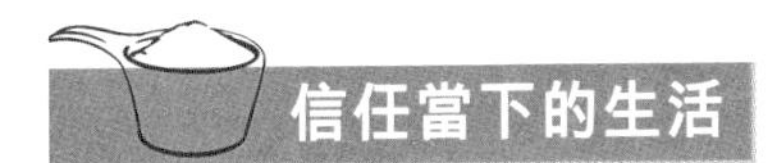

「戒」是一種審慎的態度，而不是用意志力抗拒，只有審慎地覺察當下，才可能靜心思考自己如何選擇、如何承擔結果，這就是「定」。當你能定下心來，才能真正明白甚麼樣的選擇更有利自我發展，最後引領自己走到該去的地方，這就是所謂「慧」。

信任當下——它是你唯一能掌控的東西。當下的行為會對身體產生不可逆的影響，而這一步步的影響最終塑造了你的身體、你的心情和你最終的人生。所以看到了嗎？人生可控制的只有當下的行為，如果你足夠專注，真的把心放在當下，吃飯時或許真的沒有那麼多藉口，因為當下要做的是給身體補充營養和能量，而不是趕工時隨便滿足自己的胃。或許你也不再沉溺於每天必點的那杯甜飲料，因為你知道身體對糖的誠實反應，知道血糖飆升和熱量激增後的傷害。當下你唯一能改變的是，選擇不買甜飲料，喝一杯現泡的綠茶，享受抗氧化劑帶來的身心安慰。這都是當下能獲得的快樂。

全身心信任當下的生活，才是真正的自由，這也是健康飲食的起點，以及終點。

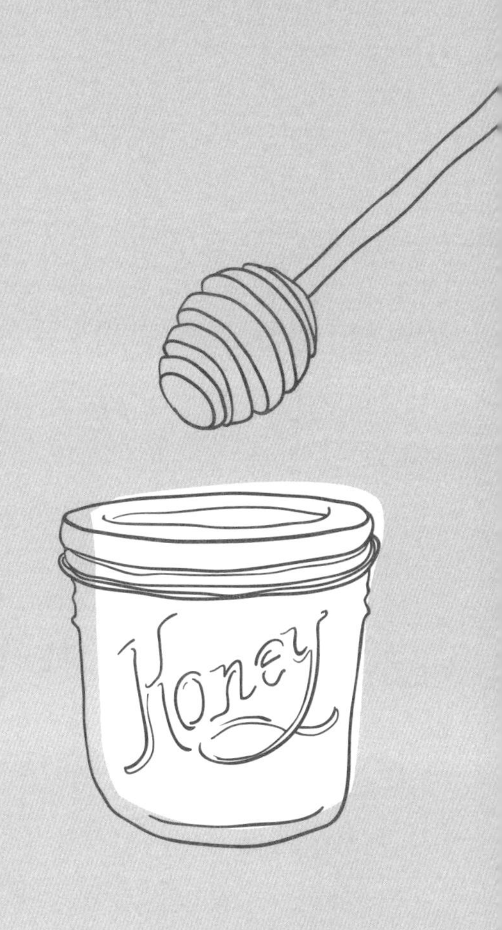
Honey

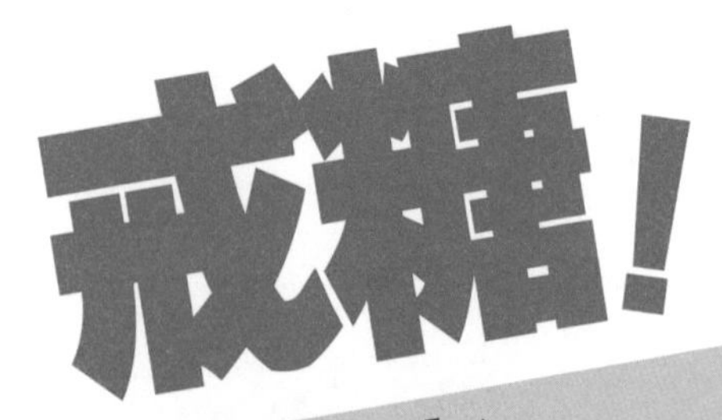

著者
初夏之菡（羅曉）

責任編輯
簡詠怡

裝幀設計
鍾啟善

排版
辛紅梅、何秋雲

出版者
萬里機構出版有限公司
香港北角英皇道499號北角工業大廈20樓
電話：2564 7511　　傳真：2565 5539
電郵：info@wanlibk.com
網址：http://www.wanlibk.com
http://www.facebook.com/wanlibk

發行者
香港聯合書刊物流有限公司
香港荃灣德士古道220-248號荃灣工業中心16樓
電話：2150 2100　　傳真：2407 3062
電郵：info@suplogistics.com.hk
網址：http://www.suplogistics.com.hk

承印者
美雅印刷製本有限公司
香港觀塘榮業街6號海濱工業大廈4樓A室

出版日期
二〇二一年二月第一次印刷

規格
特32開（213 mm × 150 mm）

ISBN 978-962-14-7326-4